眼整形美容手术图谱

Oculoplastic Surgery Atlas：Cosmetic Facial Surgery

2nd Edition

主编

Geoffrey J. Gladstone ［美］

Frank A. Nesi ［美］

Evan H. Black ［美］

主译

薛红宇　贾　立

副主译

孟明星　张春林

上海科学技术出版社

图书在版编目（CIP）数据

眼整形美容手术图谱 / （美）杰弗里·J. 格莱斯顿
(Geoffrey J.Gladstone)，（美）弗兰克·A. 奈斯
(Frank A. Nesi)，（美）埃文·H. 布莱克
(Evan H．Black) 主编；薛红宇，贾立主译． —— 上海：
上海科学技术出版社，2019.4
ISBN 978-7-5478-4342-0

Ⅰ．①眼… Ⅱ．①杰… ②弗… ③埃… ④薛… ⑤贾
… Ⅲ．①眼－整形外科学－图谱 Ⅳ．① R779.6-64

中国版本图书馆 CIP 数据核字 (2019) 第 012521 号

First published in English under the title
Oculoplastic Surgery Atlas: Cosmetic Facial Surgery (2nd Edition)
edited by Geoffrey J. Gladstone, Frank A. Nesi and Evan H. Black
Copyright © Springer International Publishing AG 2005, 2018
This edition has been translated and published under licence from Springer Nature
Switzerland AG.
上海市版权局著作权合同登记号 图字：09-2018-903 号

眼整形美容手术图谱

主 编 / Geoffrey J. Gladstone ［美］
　　　　Frank A. Nesi ［美］
　　　　Evan H. Black ［美］
主 译 / 薛红宇　贾 立
副主译 / 孟明星　张春林

上海世纪出版 (集团) 有限公司 出版、发行
上 海 科 学 技 术 出 版 社
（上海钦州南路 71 号　邮政编码 200235　www.sstp.cn)
浙江新华印刷技术有限公司印刷
开本 889 × 1194　1/32　印张 3.5
字数：80 千字
2019 年 4 月第 1 版　2019 年 4 月第 1 次印刷
ISBN 978-7-5478-4342-0/R·1788
定价：60.00 元

内容提要

　　本书英文版第一版于 2005 年出版，内容简洁，聚焦于临床，在眼整形美容外科医生中大受欢迎。10 多年后，随着眼部整形外科技术的不断更新，目前的技术与操作方法都取得了巨大的进展，眼整形外科领域已经从眼部整形扩展到面部整形的多个方面。本书第二版内容能较好地反映这一领域的进展，通过文字结合图片，以及手术视频（通过手机扫描书中二维码观看）的形式，尽可能给读者最好的手术指导，使读者能将所学知识运用到手术过程中。

　　本书适合整形外科、美容外科、皮肤美容科等医师阅读。

献　辞

在医学上，没有比传授知识的乐趣更大了，它的好处是无穷尽的。患者得到了更好的治疗，医生采用了更高质量的药物，而医学本身通过综合多个来源的新知识而达到一个更先进的状态。

教学的福利不那么明显，但有意义和价值。看到住院医师或专科医师扩大他们的知识或完善一项新的手术技术，给予我们一种奇妙的成就感。这也是对那些在过去无私奉献知识的人的一种回报。

这本书献给那些孜孜不倦寻求知识的人。希望本书和其高质量的视频可以在某种程度上改善您的医学实践，使您的眼整形美容手术更精益求精。

Geoffrey J. Gladstone, MD, FAACS

译者名单

主译

薛红宇　北京大学第三医院

贾　立　成都市第二人民医院

副主译

孟明星　郑州明星整形美容医院

张春林　广州智镁医疗美容门诊部

参译人员

白继平　上海彩婷医疗美容门诊部

靳小雷　中国医学科学院整形外科医院

李斌斌　首都医科大学附属北京安贞医院

李鹏超　北京华韩医疗美容医院

张　菡　张菡丽格医疗美容

赵红艺　北京医院

周亚刚　雄安新区荷丽医疗美容门诊部

编者名单

主编

Geoffrey J. Gladstone, MD, FAACS
Consultants in Ophthalmic and Facial Plastic Surgery, PC, Southfield, MI, USA
Oakland University William Beaumont School of Medicine, Royal Oak, MI, USA
Wayne State University School of Medicine, Detroit, MI, USA

Frank A. Nesi, MD, FAACS
Consultants in Ophthalmic and Facial Plastic Surgery, PC, Southfield, MI, USA
Oakland University William Beaumont School of Medicine, Royal Oak, MI, USA
Wayne State University School of Medicine, Detroit, MI, USA

Evan H. Black, MD, FACS
Consultants in Ophthalmic and Facial Plastic Surgery, PC, Southfield, MI, USA
Oakland University William Beaumont School of Medicine, Royal Oak, MI, USA
Wayne State University School of Medicine, Detroit, MI, USA

参编人员

Eric B. Baylin, MD Oculofacial Plastic Surgeons of Georgia, Northside/Johns Creek Medical Office, Suwanee, GA, USA

Francisco Castillo, MD Ophthalmic Facial Plastic and Reconstructive Surgery, Oakland University, William Beaumont School of Medicine, Southfield, MI, USA

Shoib Myint, DO, FAACS, FAOCO Ophthalmology, Myint Center for Eye and Facial Plastic Surgery, Nevada Eye Physicians, UNLV School of Medicine, Henderson, NV, USA

J. Javier Servat, MD Oculofacial Plastic Surgeons of Georgia, Northside/Johns Creek Medical Office, Suwanee, GA, USA

Cèsar A. Sierra, MD Bridgeport Hospital, Westport, CT, USA

Kathryn P. Winkler, MD Kresge Eye Institute, Wayne State University School of Medicine, Detroit, MI, USA

译者简介

- 北京大学第三医院整形外科副主任，副主任医师，医学博士，硕士研究生导师
- 中华医学会整形外科分会：脂肪移植学组委员，鼻整形学组委员
- 中华医学会美学及美容分会：眼整形学组委员
- 中国医师协会整形外科分会：鼻整形学组委员
- 中国整形美容协会：微创与皮肤整形美容分会委员，鼻整形分会委员，眼整形分会委员，新技术与新材料分会委员，数字化分会委员
- 中国中西医结合学会医学美容学会：委员，京津冀学组主任委员，吸脂与脂肪移植学组委员，眼整形学组委员
- 泛亚洲太平洋地区面部整形美容外科学会委员
- 《中华医学美学及美容杂志》编委，《中国医学美容杂志》编委，国家自然科学基金评审专家

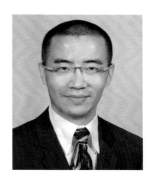

薛红宇

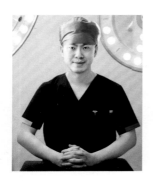

贾 立

- 先后执业于成都市第二人民医院、成都市杏仁门诊等医疗机构
- 中国医师协会整形美容分会会员
- 四川省美容整形协会会员
- 四川省美容整形协会眼整形分会理事
- 四川省美容整形协会鼻整形分会理事
- 擅长眼整形与修复、面部轮廓整形及年轻化，注重传统美学和 AI 智能相结合的个体化设计，已实施各类整形手术千余例

英文版序

    教学的欲望和从教学中获得的成就感再次促使我们完成了一部希望对我们的读者有用和有启发的作品。

    面部整形美容手术不断发展和演变，该领域已涵盖了包括眼睑在内的面部整形美容手术的各个方面。我们的文字现在反映了本领域的进步和发展方向。解剖学知识、手术基础、手术原则和技术，是我们为患者提供最高质量医疗的基础。

    因此，我们将文字和图表结合在一起，辅以高清视频，为那些希望进行这项手术的人提供最好的指导和准备。我们希望，我们的成果将会得到同行们的使用，我们对面部整形美容手术领域独树一帜的改进能得到认可。

Frank A. Nesi, MD, FAACS

英文版第二版前言

　　这本专著更新了我们近 15 年前出版的作品，主要的进步之一就是能提供高质量的视频。再加上我们更新的文字和非常漂亮的插图，对阅读它们的人来说，新版本内容简洁明了，所获得的提升是立竿见影的。书中增加的章节详细介绍了患者每个过程的评估和决策制订。每个过程的细节都附了相关视频。

　　这些是为眼科医师、眼部美容外科医师、耳鼻喉科医师、整形外科医师以及其他想要更好地了解眼睑和面部手术的人准备的。它们适用于初、中级水平的读者，包括了实用的、立即有用的技术。本书的内容范围虽然是有限的，但它实用且马上能用。本书附有仔细剪辑的高清晰度视频，完全展示了每一个过程，将为读者提供一种独特的学习体验。

　　越来越多的眼科医生、耳鼻喉科医生和整形美容外科医生对眼睑和面部手术很感兴趣。本书为他们提供了无与伦比的学习经验。

Geoffrey J. Gladstone, MD, FAACS

Southfield, MI, USA

英文版第一版前言

教学的欲望和从教学中获得的成就感，再次促使我们创作出一部对读者有用和有启发的作品。眼整形手术的领域已经发展到包括眼睑在内的面部整形手术的各个方面。我们的文字现在必须反映本领域的进步和方向。了解解剖学是所有手术原理和技术的基础，支持我们为患者提供最高质量的治疗。

因此，我们将文字和图表结合在一起，并用视频技术（DVD）对它们进行补充，使那些希望进行这项手术的人能够得到最好的指导和准备。我们希望我们的努力成果能得到同行们的使用，我们对眼睑和面部整形美容手术领域知识内容的更新能得到认可。本系列的前一本涵盖了眼睑重建手术，这一本则展示了面部整容手术的许多方面，包括眼睑整容术、内镜前额提升术、皱纹切除术和其他相关的手术。未来的作品将呈现泪腺和眼眶手术的各个方面。

Frank A. Nesi, MD, FAACS

Southfield, MI, USA

致 谢

将一个图书项目付诸实现常是一个复杂的过程，涉及许多人。正是他们的奉献、专业精神和团队努力，才成就了这本书。

我们应该对医学插画师的作品质量和美感给予特别的肯定，他们的插图以视觉图像的方式阐明了文本。在此过程中，与他们的沟通很顺畅。

我们的编辑 Rebekah Amos Collins 在创作这两本书的过程中做得很好。Lee Klein，我们在 Springer 的编辑，不知疲倦地和我一起参与了这个过程。他对完成这一任务的温和敦促是必要的，并得到了赞赏。

Drs. Servat 和 Baylin 更新了本版中与解剖相关的章节。我们想再次感谢 Drs. Rose、Lucarelli、Cook 和 Lemke 在第一版与解剖相关的章节中所做的工作。

最重要的是，Nesi 博士和我想向我们的导师致敬。没有 Drs. Byron Smith 和 Allen Putterman，这些都不可能实现。他们在我们的学习生涯中引导和塑造我们，并对我们产生了数十年的影响。正是因为他们，我们才能够以这种方式回馈我们的职业。谢谢你们，Allen 和 Byron。

Geoffrey J. Gladstone, MD, FAACS

Frank A. Nesi, MD, FAACS

Evan H. Black, MD, FACS

目　录

视频目录

▲

用微信扫描二维码，点击播放标
志，进入后即可观看以上视频。

1

面部的美容手术解剖

对面部复杂结构的完整理解是保证美容手术安全的基础。如果对解剖知识有充分的理解，本书讨论的治疗方法和手段是可以轻易实现的。本章主要讨论面部解剖，重点关注眼睑解剖及其在美容手术方面的应用。

前额与眉

作为支持眼睑及面部情绪表达的重要组成部分，眉毛应包括在任何一种眼睑疾病的评估中。眉毛位置影响眼睑的位置及状况，许多上睑下垂及上睑松弛实际上是眉下垂的产物。同样，额肌力量的补充也会明显掩盖上睑下垂。在这种情况下，仅关注眼睑可能导致手术效果不足。

因性别不同及年龄的变化，眉毛的形状是不同的。眉头和眉尾的垂直高度一般相同，眉尾可能稍高。眉峰（定点）位于外侧角膜缘与外眦之间。男性的眉毛比女性更加低平。

眉形曲线和位置受5块主要肌肉的影响：额肌、轮匝肌、皱眉肌、降眉间肌和降眉肌。额肌收缩提升眉毛，眼轮匝肌收缩使眉毛降低。皱眉肌使眉头位置向中线处降低，在眉心区域产生眉间纹。降眉间肌降低眉心，在鼻背上产生鼻背纹。降眉肌也降低眉头，协助形成眉间纹。

Cook等证明降眉肌起始处有1个头或者2个头，被角动脉（内眦动脉）分开。额肌位于皮下大约 3 mm，眉毛降低该组肌肉位于皮下大约 5 mm。

眉下有眉脂肪垫及眼轮匝肌后脂肪垫（ROOF），通过眉弓对眉毛起支持作用。密集的纤维连接将 ROOF 锚定在眉弓上。因为眉弓仅位于中内侧眉下，外侧眉毛缺乏同等水平的支持。这种解剖关系已经作为眉毛外侧随年龄下垂比眉毛内侧更多的一种解释。

眼睑外形

眼睑外形受年龄、种族、性别及眶周相关解剖结构的影响。在大多数人中，外眦比内眦高 2 mm，在亚洲人中此数值略有提高。成人睑裂长度为 28~30 mm，宽度最大可达 9~12 mm。上睑缘一般位于角膜缘下 1~2 mm 处。下睑缘位于角膜下缘。外眦韧带松弛不仅仅导致睑球位置不良，还会改变睑裂的角度。上睑成曲线形，最高点位于瞳孔中线位置。

上睑皱襞是重要的手术标志，是常用的切口位置。上睑皱襞的形成是由于提上睑肌腱膜连接到表层所致，如果松解这种连接，上睑皱襞将重塑。上睑皱襞平行于睑缘，女性高度为 8~11 mm，男性高度为 7~8 mm。在欧洲人中，提肌腱膜穿出眶隔的位置位于睑板上缘 2~5 mm。在亚洲人中，眶隔穿出的位置低于提肌腱膜，在睑板上缘以下，所以上睑皱襞较低或不明显。此观点应在亚洲人手术中牢记。

下睑皱襞不明显。其位于下睑缘下 4~5 mm。在外侧向下逐渐倾斜。下睑皱襞的形成是因为睑筋膜囊向前发出纤维延伸到浅层组织所致。

皮肤与睑缘

眼睑皮肤是全身最薄的皮肤，主要是因为真皮层薄。因此，眼睑切口愈合很快。皮肤较薄也让瘢痕最小。在跨越眶缘处，眼睑皮肤突然变厚。

眼睑边缘有一些眼睑手术中重要的解剖标志（图 1.1）。上睑边缘大约有 100 根睫毛，下睑约有 50 根。Zeiss 腺向每个睫毛囊肿分泌皮脂，Moll 腺则（排汗）位于睫毛囊之间。在睑缘处睫毛下可以很容易地观察到睑板腺组成的直线，这些睑板腺由睑板边缘发出。在睫毛和睑板腺之间存在灰线，在年轻人中更加明显。此处有 Rionlan 肌，Rionlan 肌是横纹肌，与眼轮匝肌在同一平面，但是互

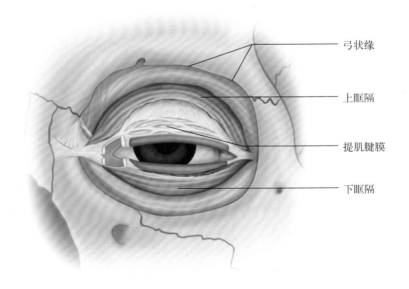

弓状缘

上眶隔

提肌腱膜

下眶隔

图 1.1　眶隔与周边结构毗邻关系

相独立。灰线是手术的重要解剖标志，将眼睑垂直的分为前层，包括皮肤与轮匝肌；后层，包括睑板、上睑提肌或下睑缩肌、结膜。

眼睑结缔组织

眶隔

眶隔是眼睑与眼眶之间的界限。在眼整形美容手术中经常遇到，并且容易通过向下牵拉发现其与眶缘的紧密连接而确定。眶隔是由致密结缔组织组成的多层膜状物，在眼眶内形成衬里，终止于眶缘骨膜。其终止处形成弓状缘。在外侧，眶隔从前方插入外眦韧带并在外侧眶缘处从后方插入 Whitnall 结节。在内侧，眶隔分开并与前后泪嵴相连。眶隔发出许多纤维连接使其向前锚定在眼轮匝肌上。腱膜前脂肪位于眶隔后。在下睑，眶隔与睑筋膜囊在睑板下缘 5 mm 处融合。此外，许多亚洲人中存在眶隔前的皮下脂肪垫。眶隔的紧张度有个体及年龄差异。随着年龄增加，眶隔松弛，导致眶脂肪向前脱垂。

睑板

睑板（图 1.2）为眼睑提供坚硬的支撑。它是由致密的纤维结缔组织构成。上睑板垂直宽度为 10~12 mm，下睑板 3~5 mm。睑板近睑缘处是直线型，另一边为外凸曲线型。睑板后缘与睑结膜紧密附着，直到睑缘。

睑板内有长中央导管的分支状皮脂腺，称为睑板腺，其开口位于睑缘处灰线后，分泌泪膜的脂质层。上睑大约有 25 个睑板腺，下睑大约有 20 个睑板腺。这些腺体感染称为睑板腺炎，持续时间过长会导致倒睫。治疗倒睫的常规处理方法，电灼烧法，可能会造

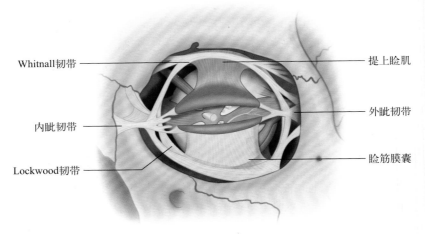

Whitnall韧带

内眦韧带

Lockwood韧带

提上睑肌

外眦韧带

睑筋膜囊

图 1.2　眦韧带与 Whitnall 韧带

成睑板的局灶性坏死，导致睑缘内陷。同样的，广泛冷冻治疗双行睫可能造成超过治疗范围的睫毛缺失和瘢痕。

眦韧带

　　眦韧带是从睑板的内和外侧发出，锚定在眶缘的结缔组织。它们由上脚及下脚融合形成，上脚及下脚是各自上下睑板边缘的延伸。它们不仅仅支持睑板也包括眼轮匝肌。内眦韧带分为 3 个臂：前支、上支和后支。前支与上颌骨相连，越过泪囊，后支附着于泪囊后部，上支嵌入额骨的眶部（泪后嵴）。外眦韧带嵌入外侧眶缘颧骨上的 Whitnall 结节 3~4 mm 深（图 1.2）。在下睑缩紧的手术中，会对下睑板外侧及外眦韧带进行操作，此时必须重新确立外眦韧带在骨膜上向后嵌入的方向。外眦韧带松弛可以造成睑外翻及外观上的睑裂横向变短。

Whitnall 韧带和提肌腱膜

Whitnall 韧带是上睑重要的支持结构。它的作用至今还存争议，可能是在提肌腱膜上形成了一个有抑制作用的杠杆，或者形成一个吊带，为上睑提供垂直方向的支持。除外这些争论，已知 Whitnall 韧带悬吊泪腺、上斜肌滑车、提肌（从眼球而来的对于提肌的支持）及 Tenon 囊。Whitnall 韧带是横向纤维束，在内侧嵌入上内侧眶缘额骨形成的滑车，外侧嵌入上外侧眶缘，近颧额缝处，与泪腺囊的纤维融合。其在提肌与提肌腱膜交界处包绕提肌复合体。提肌腱膜在 Whitnall 韧带下额外延伸 14~20 mm，嵌入上睑板的前面下 1/3 位置（图 1.3）。提肌腱膜裂开是大部分老年性上睑下垂的原因，

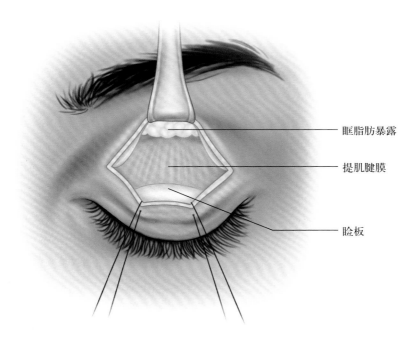

眶脂肪暴露

提肌腱膜

睑板

图 1.3 提肌腱膜与眶脂肪的关系

在上睑下垂修复手术中可见一束白色发亮组织，在睁眼动作中收缩。

眼睑肌肉组织

眼轮匝肌、Riolan 肌、Horner 肌

眼轮匝肌环绕眼眶前面，可以分为 3 个部分：睑板前部、眶隔前部、眶部。睑板前部轮匝肌由内眦韧带的前支及后支发出，紧密粘连于睑板前面。在内侧，睑板前轮匝肌分为浅头和深头，浅头包绕泪小管，深头嵌入后泪嵴与泪囊筋膜。这些分支让睑板前轮匝肌

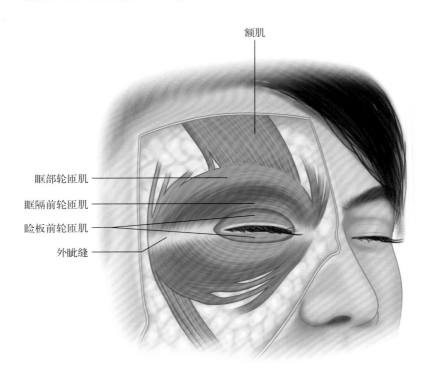

额肌

眶部轮匝肌

眶隔前轮匝肌

睑板前轮匝肌

外眦缝

图 1.4　睑板前、眶隔前与眶部轮匝肌

在泪泵功能中起重要作用。眶隔前轮匝肌从内眦韧带的上边缘和下边缘发出，结束于外侧眶缘的颧骨。眶隔前轮匝肌覆盖眶隔及眶周；由一层纤维脂肪层从眶隔上分开，即轮匝肌后筋膜。这层是重要的手术分离平面。眶部眼轮匝肌从上颌骨、额骨和内眦韧带发出，跨过眶缘与眶隔前轮匝肌嵌入同一位置。后两部分眼轮匝肌主要起闭眼功能（图 1.4）。

Riolan 肌和 Horner 肌是眼轮匝肌的重要组成部分。Riolan 肌是小段轮匝肌，通过睫毛囊与睑板前轮匝肌分开。其相当于睑缘处的灰线。睑板前轮匝肌的深头称为 Horner 肌。此肌肉的收缩将眼睑拉向内侧及后方。这时，Horner 肌压迫泪小管及壶腹，将眼泪推向泪囊，同时在泪囊上施加负向压力。这种机制称为泪泵机制，会被眼睑松弛和老化所干扰，导致泪漏。

上睑提肌

上眼睑中起主要上提作用的是上睑提肌（图 1.5）。它起自眶尖 Zinn 环的上缘，贴着上直肌上面穿过上眶缘。因为上睑提肌作用于上睑，其腱膜被 Whitnall 韧带环绕。在此处，提肌开始转换为纤维性腱膜，向下延伸 14~20 mm，其后 1/3 层附着于睑板前面的下 1/3 位置。在 Whitnall 韧带水平，提肌腱膜向内侧脚和外侧脚发出纤维。外侧脚附着于颧骨。内侧脚与内眦韧带的后支融合，嵌入后泪嵴。内侧脚和外侧脚协助上睑保持曲线形，在睁眼时贴近眼球。提肌腱膜的前 2/3 层向前发出纤维穿过眶隔和轮匝肌直到皮肤。这些纤维形成了上睑皱襞（图 1.5）。

衰老影响提肌和腱膜。由衰老引起的从睑板处开始的腱膜变薄和退化是老年性上睑下垂的常见原因。此外，肌腹可被脂肪和结缔组织浸润。

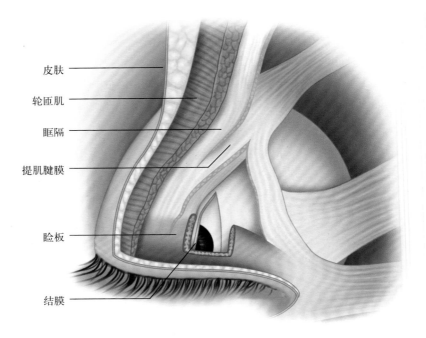

皮肤

轮匝肌

眶隔

提肌腱膜

睑板

结膜

图 1.5 提肌与其周边结构的关系

Müller 肌

Müller 肌在提肌腱膜下，通过疏松结缔组织附着，由平滑肌纤维组成，受交感神经支配。其起自提肌腱膜的下表面，在移行 15 mm 左右发出弹力纤维附着于上睑板上缘（图 1.6）。Müller 肌的外侧延伸将泪腺分为两个小叶。现在认为 Müller 肌是上睑提升的次级传动装置，因为证据表明无论是去交感神经综合征（例如 Horner 综合征），还是交感疲劳症都会使上睑降低 2~3 mm。一些人认为 Müller 肌是提上睑肌到睑板的主要传动装置。

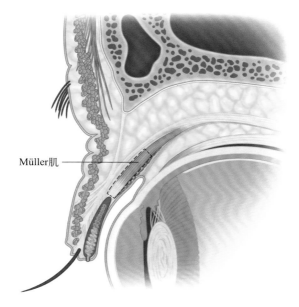

Müller肌

图 1.6 Müller 肌矢状截面图

下睑缩肌

下睑缩肌没有上睑相应肌肉定义清楚，下睑缩肌——睑筋膜囊和下睑板肌——是下直肌向眼睑方向的延伸（图 1.7）。下直肌发出纤维穿过下睑缩肌，在下视时负责下睑的收缩。下直肌的纤维延伸，下斜肌的头端包绕下斜肌，在此处其头端分为下部和上部。上部即睑筋膜囊，然后重新与下部融合，称为下睑板肌，与 Müller 肌类似，为平滑肌。这两层在手术中几乎不可分离。

下睑缩肌有三个插入点。向后，下睑缩肌插入 Tenson 囊。在中央，下睑板肌发出纤维终止于下睑板下几毫米处，一些纤维则延伸到下睑板下缘。在前方，睑筋膜囊与眶隔在下睑板下 4 mm 处融合。其纤维继续穿过眶隔与皮下组织相连，形成下睑皱襞。

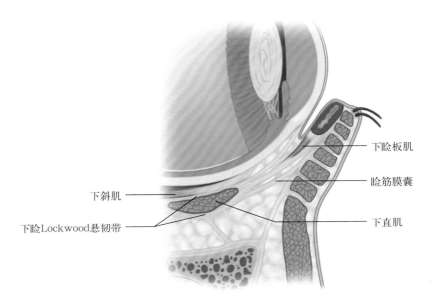

下睑板肌

睑筋膜囊

下斜肌

下直肌

下睑Lockwood悬韧带

图 1.7　睑筋膜囊与下睑缩肌关系的矢状截面图

眼睑脂肪

　　眼睑脂肪（图 1.8）在眼睑的外观和弧度中起着重要的作用。在年轻人中，眶前脂肪使上睑和下睑保持饱满流畅的外观。随着年龄的增加，眼睑脂肪萎缩可以导致眼睑向后方凹陷，导致老年性眼球内陷及眼睑皱襞与睑缘的异位。此外，眶隔变薄让眶隔脂肪向前突出，导致眼睑膨出，称为睑袋（steatoblepharon）。

　　上睑包含两团脂肪，由滑车及上斜肌腱分隔，脂肪团位于眶隔之后紧贴提肌和提肌腱膜。这种解剖关系在提肌腱膜修复的眼整形手术中及眶脂肪切除术中是非常可信的术中解剖辨识。上睑的此区域分为 3 个纤维包房。中央及内侧包房包含内侧及中央眶隔脂肪，

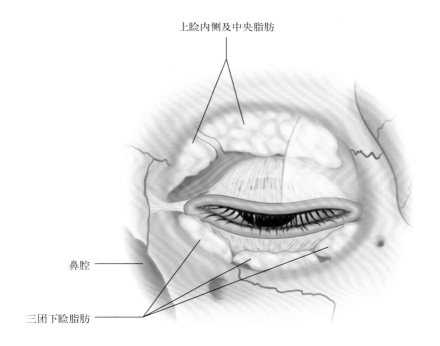

上睑内侧及中央脂肪

鼻腔

三团下睑脂肪

图 1.8　图显示了上睑两团脂肪团，位于眶隔后提肌腱膜前。下睑有三团脂肪

外侧包房内含泪腺。在上睑手术中必须小心不要将泪腺与眶隔脂肪混淆。泪腺呈灰白色，质硬，位于上睑这团脂肪的外侧，中央脂肪团呈亮黄色，流动性好，内侧脂肪团偏白，含更多纤维组织。

　　下睑包含 3 个脂肪团，封闭在 3 个纤维隔中：内侧、中央、外侧脂肪团。下斜肌腱膜位于中央及内侧脂肪团之间。中央脂肪团和外侧脂肪团由下斜肌发出的纤维隔延伸到下外侧眶缘而分隔。因为眶隔脂肪是对球后脂肪的保护，在手术中应避免过度牵拉，否则有可能在术中或术后出现球后血肿。

眼睑血管

动脉

眼睑血供来自颈内及颈外动脉（图1.9）。颈外动脉发出面动脉、颞浅动脉、眶动脉。面动脉在鼻唇沟附近走行，后移行为角动脉，位于眼轮匝肌下，供应眼睑动脉弓。颈内动脉发出眼动脉，终末支为泪腺动脉、滑车上动脉、眶上动脉、鼻背动脉。角动脉、泪腺动脉和滑车上动脉的交通支在上睑形成睑缘动脉弓和周围动脉弓。角动脉在下睑与眶下动脉和颧面动脉交通，构成下睑缘动脉弓。在某些人中，存在发育不良的周围动脉弓。

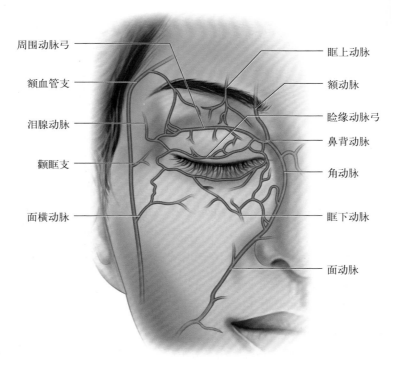

周围动脉弓
额血管支
泪腺动脉
颧眶支
面横动脉

眶上动脉
额动脉
睑缘动脉弓
鼻背动脉
角动脉
眶下动脉
面动脉

图1.9 眼睑血管供应

在眼睑中，睑缘动脉弓位于睑板前，距睑缘 2~4 mm。在上睑，周围动脉弓位于 Müller 肌表面，睑板之上。此动脉弓不仅仅营养上睑的上部，还供应上穹窿结膜，并与角膜附近的睫状动脉有交通。分离 Müller 肌可以造成此动脉弓血肿。

静脉

面静脉是眼睑主要的回流静脉。走行于面动脉浅面和外侧。从内眦处的角静脉开始与眼静脉交汇，通过眶上静脉。

淋巴

根据 Cook 等的研究，眼睑的淋巴回流是难以捉摸的，在灵长类动物模型中证明全上睑淋巴回流到腮腺淋巴结，下睑淋巴回流到颌下淋巴结。内眦及下外侧眼睑淋巴回流到腮腺淋巴结。中央及内侧下睑淋巴回流到颌下淋巴结。

眼睑神经支配

感觉神经

眼睑感觉由三叉神经的眼支（V_1）支配，有 3 个分支，泪腺支、额支、鼻睫支，所有这些分支都通过眶上裂（图 1.10）。泪腺神经支配泪腺处结膜和外侧眼睑，其分支与颧颞神经吻合。额神经向前走行于眶骨膜和提肌之间，分为眶上神经和滑车上神经。滑车上神经支配内侧眼睑和内侧额部，眶上神经分为 2 支，支配额部剩余的大部分区域。其表浅支穿过额肌支配额部皮肤，深支向外侧穿过骨膜支配额顶部皮肤。鼻睫神经分出筛前神经和筛后神经，2 或 3 支睫状神经到达眼球，一支感觉根到达睫状神经节，一支感觉根到达

神经支配：感觉神经

·下睑：
− 眶下神经（V_2）
− 内侧 → 滑车下神经（V_1）

泪腺神经

·上睑：
− 眶上神经
− 滑车上神经
− 泪腺神经（V_1）

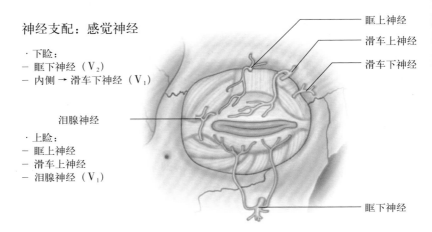

眶上神经

滑车上神经

滑车下神经

眶下神经

图 1.10　三叉神经眼支（脑神经V_1）和颧支（脑神经V_2）

滑车下神经。

　　下睑的感觉由三叉神经的上颌支支配（V_2）。从 V_3 发出的颧支分为颧面神经和颧颞神经。颧面神经沿下外侧眶缘走行，穿过颧面孔，支配颊部皮肤感觉。颧颞神经离开眶缘进入颞窝，支配外侧额部感觉。眶下神经是 V_2 的延伸，通过眶下孔穿出，分出一些终末支——下睑支、侧鼻支、上唇支，分别支配下睑的皮肤及结膜、鼻部的皮肤和筋膜，以及上唇的皮肤和黏膜。

运动神经

　　眼睑的运动由脑神经的第Ⅲ对（动眼神经）、第Ⅶ对（面神经）及交感神经支配。

　　脑神经第Ⅲ支走行在眶后的肌锥内，从下方距眶尖 15 mm 处进入上直肌。在此处分出终末支，绕过或穿过上直肌内侧支配提上睑肌。

面神经支配眼轮匝肌、额肌、降眉间肌、皱眉肌，支持眼睑变长。在从脑桥中的神经核发出后，面神经通过乳突孔离开面颅。然后穿过腮腺，分出几个分支：颞支、颧支、颊支、下颌缘支、颈支。颞支支配额肌，是在额颞术中分离时最常受损的神经。颞支、颧支、颊支都支配眼轮匝肌，每个神经的支配区域都明显地相互重叠。

交感神经支配上睑的睑板下肌（Müller 肌）。交感神经还支配下睑板肌。

面中下部

骨骼

面中部的形状由骨骼的形状决定。面部骨骼与颅骨的分界在眶缘水平。面中部向上界为颧额缝，下边界为牙齿。面中部的后边界由蝶筛缝和翼状板决定。

大多数的面中部骨骼由眶周开始。颧骨形成面侧壁，与蝶骨大翼共同构成眶外侧壁。眶内侧壁包括筛骨、泪骨、蝶骨及上颌骨。这些骨与鼻甲相毗邻。上颌骨从眼睑内侧壁延伸到眶底，向下延伸形成面中部前方的骨面，直到上牙床。近期已发现上颌骨的轮廓随年龄增长而变化。腭骨向上延伸形成眶底后壁，向前延伸构成面中部的后壁。

下颌骨为面下部提供骨性支撑。下颌骨与颅骨形成滑膜关节，咀嚼肌维持此关节稳定。Pessa 等做了一系列研究，认为面部骨骼在成人后会重塑，也与年老后面中部的改变有部分关系。特别是随着年龄的增长，眶缘相对于角膜平面变得向后，上颌骨弓及眶缘曲度有所增加（图 1.11）。

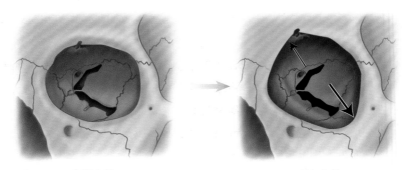

年轻女性   老年女性

图 1.11   随着年龄增长，上颌骨与眶骨曲率增加

皮肤及皮下组织

面部皮肤及皮下组织在各个部位的厚度、质地、颜色、移动性都不一样，将面部分为不同的美学单位，将在本章讨论。皮肤由 3 层组成：表皮、真皮、皮下组织。表皮由角质上皮、复层上皮及鳞状上皮构成。真皮下为表浅乳头层（包含胶原纤维）和深层网状层（包含血管及胶原纤维，与真皮表面平行）。每个人每个部位的皮下纤维脂肪层厚度不同，颊部、颞部及颈部是最厚的区域。

年龄相关的皮肤改变常见于光损伤性老化。它们包括弹性缺失、皮下脂肪萎缩和颜色改变。

结缔组织

面中部主要的结缔组织曾是表浅肌肉腱膜组织（SMAS）（图 1.12）。SMAS 首次发现是在 40 多年前，它是肌肉收缩传导至皮肤的中转器，是面中部下垂的关键结构。后期的解剖研究发现眶周及面中部 SMAS。在过去的 40 年，SMAS 成为面部除皱术的重要结构，SMAS 覆盖的肌肉是面部软组织增加的关键肌肉。

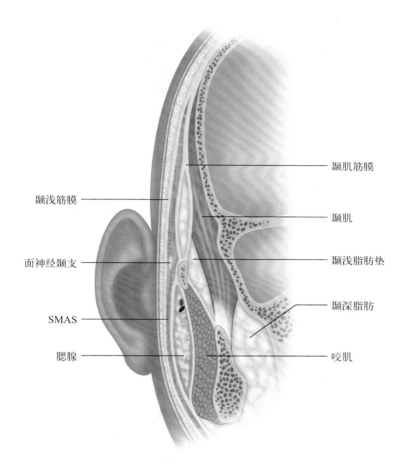

颞肌筋膜

颞浅筋膜

颞肌

面神经颞支

颞浅脂肪垫

SMAS

颞深脂肪

腮腺

咬肌

图 1.12　SMAS 与周边结构的关系

　　在结构上，SMAS 是一层纤维肌肉，将腮腺和颊脂肪分为两层。其包绕颧大肌、颧小肌、提上唇肌，位于面中部皮下 11~13 mm。在面上部与额肌相连续，在面下部与颈阔肌相连续，在眶周区域与前后眼轮匝肌筋膜相连续。面部主要的血管和神经，包括面神经的运动支，位于 SMAS 深层，发出穿支向前穿过 SMAS。

下面的软组织附着支持 SMAS：腮腺筋膜，咬肌筋膜通过咬肌皮肤韧带和颈阔肌前韧带起作用，大颧肌和小颧肌通过他们的骨面附着起作用。骨面附着位于颧弓和上颌骨，通过眼轮匝肌韧带附着于下眶缘，眼轮匝肌韧带向前发出纤维到达皮肤形成颧沟。

SMAS 受年龄因素影响，是面中部下垂的主要原因。Lucarelli 等证实年龄相关的眶颧部、咬肌处皮肤变薄，颧弓韧带衰退，这些结构都支撑 SMAS 和相关的颧脂垫与颊脂垫。眶颧韧带向皮肤投射，协助形成了鼻颧沟和颧纹。随年龄增大，SMAS 下垂增加了韧带的牵引力，部分加重了鼻颧沟和颧纹。颧脂垫附着于 SMAS 外表面，其老年性下移导致鼻颧沟更加明显。Hamra 最新的研究指出，颧脂垫在面部除皱术后会比 SMAS 下降得更快。

肌肉

面部表情肌为平滑肌，个体差异性很大。Freilinger 等在 1987 年报道了面中部和面下部肌肉的三维形态，将肌肉分为 4 层。第一层也是最浅层，包括眼轮匝肌、颧小肌、降口角肌。第二层包括颧大肌、提上唇鼻翼肌、颈阔肌、笑肌、降下唇肌。在更深层的第三层，包括口轮匝肌、提上唇肌。第四层也是最深层，包括颏肌、提口角肌、颊肌。面神经分支在第三层和第四层之间走行，从后向前支配前三层，从前向后支配第四层。随后的研究显示颧大肌、颧小肌、提上唇肌被 SMAS 包绕，显示了对面中部肌肉解剖进一步的理解。

咀嚼肌包括咬肌和颞肌，以及两条协同肌肉，颊肌和口轮匝肌。口轮匝肌是口部括约肌，颊肌为颊部中央提供直接张力，使食物位于口腔中央。咬肌从颧弓发出到达下颌骨。颞肌位于颞窝，连接下颌支内侧及冠状突。颞肌被坚韧的颞深筋膜覆盖。从颧弓浅面，发出颞浅筋膜通过颞浅脂肪垫与颞深筋膜分开。颞浅筋膜与 SMAS 层相连续。面神经的颞支紧密附着于颞浅筋膜深面。此区域的分离必须较颞浅筋膜更深，在颞深筋膜，避免损伤神经。

面中部脂肪

眼轮匝肌下脂肪 (SOOF) 与颧脂肪和颊脂肪是面中部主要的脂肪垫（图 1.13）。颧脂肪垫是颊部主要的皮下脂肪，其在下颌线下与下颌脂肪连续，上与 SOOF 连续。颊脂肪垫在面部深层，内侧以颊黏膜为界，与颊、颞和翼状肌的延伸有共同边界。此 SMAS 下脂肪已经被证明与 ROOF 脂肪有连续。

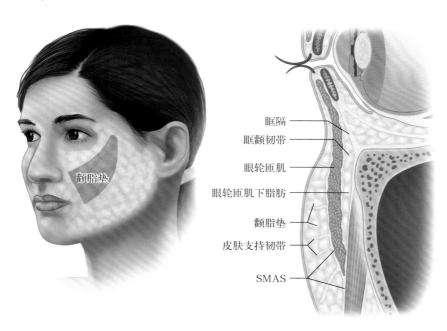

眶隔
眶颧韧带
眼轮匝肌
眼轮匝肌下脂肪
颧脂垫
皮肤支持韧带
SMAS

颧脂垫

图 1.13　颧脂垫与 SOOF

虽然经常认为随年龄增长面部软组织会增加，但是从 Gonzalez-Ulloa 和 Flores 的研究证明，面部脂肪和肌肉随年龄增加，其体积是减少的。

面部血管

面部血管来自颈内及颈外动脉。颈内动脉的第一个分支是眼动脉，营养眼睑、额部和鼻背。眶上动脉和滑车上动脉营养额头。眼睑受眶下动脉、眼睑动脉和睑缘动脉营养。鼻子受筛前动脉和筛后动脉营养。

颈外动脉分支为面动脉、颌内动脉及颞浅动脉。面动脉通过上唇和下唇动脉营养唇部、侧鼻和鼻背，与筛前动脉和筛后动脉吻合。因为这些吻合支的存在，高压力注射类固醇或软组织填充剂可以导致逆行流动，眼动脉或中枢神经系统动脉栓塞，最终致盲或卒中。颌内动脉发出眶下动脉，在眶下裂处进入眶部，走行于眶下沟，在眶下孔处出眶部营养下睑。在眶底和下眶缘手术时必须小心不要在手术分离时损伤眶下动脉和神经。颞浅动脉在腮腺处由颈外动脉分支。在颧弓处，颞浅动脉发出面横动脉，营养外眦区域。在颧弓表面，颞浅动脉穿过 SMAS 层，分出颞中动脉，供应颞浅脂肪垫和颞肌。颞浅动脉的终末支供应颅顶及前额，与眶上动脉和滑车上动脉吻合。

面部神经

面中部和面下部受面神经支配（第 VII 对脑神经）。在穿过茎乳孔后，面神经进入腮腺，其主要分支为：颞支、颧支、颊支、下颌缘支及颈支。手术中最易损伤的是颞支和下颌缘支。

颞支在腮腺上缘穿出，在 SMAS 层背面走行，到达颧弓处的颞浅筋膜。分离此区域时必须比 SMAS 和颞浅筋膜深，避免损伤颞支。

下颌缘支也容易在手术中损伤，其位于下颌下缘表面，平行于下颌下缘，在颈阔肌深面。在向中央走行时，变得更加表浅，以支配降口角肌及降上唇肌。虽然下颌缘支在外侧分离 SMAS 时受到保护，但是在沿着下颌分离内侧时易受损。

面部感觉受三叉神经（第 V 对脑神经）支配，包括眼支、上颌支、下颌支的感觉部分（图 1.14）。眼支支配额部、上睑、头皮、鼻背的感觉。在眉提升术分离眶上孔和滑车上切迹时应注意防止损伤这些神经。上颌支支配面中部，从下睑到上唇。在眶上缘面中部提升术中分离此区域，若眶下神经损伤可导致颊部感觉异常。下颌支支配下唇、下颌、颞部，其运动部分支配颞肌、咬肌、翼内肌和翼外肌。

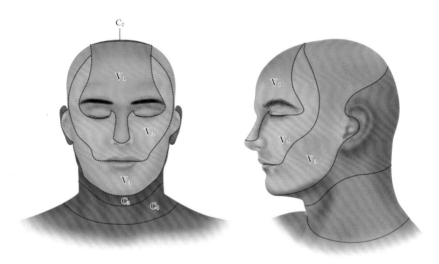

图 1.14   面部感觉神经支配

致谢

感谢 John G. Rose, Jr., MD, Mark J. Lucarelli, MD 和 Bradley N. Lemke, MD, FAACS 在《眼整形美容手术图谱》第 1 版中撰写了本章。

参考文献 ··

1. Westmore MG. Facial cosmetics in conjunction with surgery. In: Presented at the Aesthetic Plastic Surgical Society Meeting. Vancouver, BC; 1975.

2. Gunter JP, Antrobus SD. Aesthetic analysis of the eyebrows. Plast Reconstr Surg. 1997;99:1808–16.

3. Bosniak SL, Zilkha MC. Cosmetic blepharoplasty and facial rejuvenation. Philadelphia: Lippincott-Raven; 1999.

4. Cook BE, Lucarelli MJ, Lemke BN. The depressor supercilii muscle: anatomy, histology, and cosmetic implications. Ophthal Plast Reconstr Surg. 2001;17:404–11.

5. Rose J, Lemke BN, Lucarelli MJ, Boxrud CA, Dortzbach KL, Dortzbach RK, et al. Anatomy of facial recipient sites for autologous fat transfer. Am J Cosmet Surg. 2003;20(1):17–25.

6. Lemke BN, Stasior OG. The anatomy of eyebrow ptosis. Arch Ophthalmol. 1982;100:981–6.

7. Tarbet KJ, Lemke BN. Clinical anatomy of the upper face. Ophthalmol Clin. 1997;37:11–28.

8. Kikkawa DL, Lemke BN. Orbital and eyelid anatomy. In: Dortzbach RK, editor. Ophthalmic plastic surgery: prevention and management of complications. New York: Raven; 1994.

9. Stasior GO, Lemke BN, Wallow IH, Dortzbach RK. Levator aponeurosis elastic fiber network. Ophthalmic Plast Reconstr Surg. 1993;9:1–10.

10. Gavaris P. The lid crease (editor's note). Adv Ophthalmic Plast Reconstr Surg. 1982;1:89–93.

11. Meyer D, Linberg JV, Wobig JL, McCormick SA. Anatomy of the orbital septum and associated eyelid connective tissues: implications for ptosis surgery. Ophthalmic Plast Reconstr Surg. 1991;7:104–13.

12. Jeong S, Lemke BN, Dortzbach RK, Park YG, Kang HK. The Asian upper eyelid: an anatomical study with comparison to the Caucasian eyelid. Arch Ophthalmol. 1999;117:901–12.

13. Doxanas MT, Anderson RL. Oriental eyelids: an anatomic study. Arch Ophthalmol. 1984;102:1232–5.

14. Hawes MJ, Dortzbach RK. The microscopic anatomy of the lower eyelid retractors. Arch Ophthalmol. 1982;100(8):1313.

15. Lipham WJ, Tawfik HA, Dutton JJ. A histologic analysis and three-dimensional

reconstruction of the muscle of Riolan. Ophthalmic Plast Reconstr Surg. 2002;18:93–8.

16. Wulc AE, Dryden RM, Khatchaturian T. Where is the grey line? Arch Ophthalmol. 1987;105:1092–8.

17. Anderson RL, Dixon RS. The role of Whitnall's ligament in ptosis surgery. Arch Ophthalmol. 1979;97:705–7.

18. Uchida J. A surgical procedure for blepharoptosis vera and for pseudo-blepharoptosis orientalis. Br J Plast Surg. 1962;15:271–6.

19. Furnas D. Festoons, mounds and bags of the eyelids and cheek. Clin Plast Surg. 1993;20:367–85.

20. Wesley RE, McCord CD Jr, Jones NA. Height of the tarsus of the lower eyelid. Am J Ophthalmol. 1980;90:102–5.

21. Scheie HG, Albert DM. Distichiasis and trichiasis: origin and management. Am J Ophthalmol. 1966;61:718–20.

22. Lemke BN, Della Rocca RC. Surgery of the eyelids and orbit: an anatomical approach. East Norwalk: Appleton and Lange; 1990.

23. Dutton JJ. Atlas of clinical and surgical orbital anatomy. 2nd ed. Philadelphia: Saunders; 2011.

24. Anderson RL. The medial canthal tendon branches out. Arch Ophthalmol. 1977;95:2051–2.

25. Anastassov GE, van Damme PA. Evaluation of the anatomical position of the lateral canthal ligament: clinical implications and guidelines. J Craniofac Surg. 1996;7:429–36.

26. Whitnall SE. On a tubercle on the malar bone, and on the lateral attachments of the tarsal plates. J Anat Physiol. 1911;45:426–32.

27. Van den Bosch WA, Leenders I, Mulder P. Topographic anatomy of the eyelids, and the effects of sex and age. Br J Ophthalmol. 1999;83:347–52.

28. Whitnall SE. The anatomy of the human orbit. London: Oxford University Press; 1932.

29. Goldberg RA, Wu JC, Jesmanowicz A, Hyde JS. Eyelid anatomy revisited: dynamic high-resolution images of Whitnall's ligament and upper eyelid structures with the use of a surface coil. Arch Ophthalmol. 1992;110:1598–600.

30. Codère F, Tucker NA, Renaldi B. The anatomy of Whitnall ligament. Ophthalmology. 1995;102:2016–9.

31. Jones LT. An anatomical approach to the problems of the eyelids and lacrimal apparatus. Arch Ophthalmol. 1961;105:111–24.

32. Doane MG. Blinking and the mechanics of the lacrimal drainage system.

Ophthalmology. 1981;88:844–51.

33. Jones LT. Epiphora: its causes and new surgical procedures for its course. Am J Ophthalmol. 1954;38:824–31.

34. Hill JC. Treatment of epiphora owing to flaccid eyelids. Arch Ophthalmol. 1979;97:323–4.

35. Dortzbach RK, Sutula FC. Involutional blepharoptosis: a histopathological study. Arch Ophthalmol. 1980;98:2045–9.

36. Jones LT, Quickert MH, Wobig JL. The cure of ptosis by aponeurotic repair. Arch Ophthalmol. 1975;93:629–34.

37. Morton AD, Elner VM, Lemke BN, White VA. Lateral extensions of the Müller muscle. Arch Ophthalmol. 1996;100:1486–8.

38. Bang YH, Park SH, Kim JH, Cho JH, Lee CJ, Roh TS. The role of Müller's muscle reconsidered. Plast Reconstr Surg. 1998;101:1200–4.

39. Sires BS, Lemke BN, Dortzbach RK, Gonnering RS. Characterization of human orbital fat and connective tissue. Ophthalmic Plast Reconstr Surg. 1998;14:403–14.

40. Cook BE Jr, Lucarelli MJ, Lemke BN, Dortzbach RK, Kaufman PL, Forrest L, et al. Eyelid lymphatics. I. histochemical comparisons between the monkey and human. Ophthalmic Plast Reconstr Surg. 2002;18(1):18–23.

41. Cook BE Jr, Lucarelli MJ, Lemke BN, Dortzbach RK, Kaufman PL, Forrest L, et al. Eyelid lymphatics. II. A search for drainage patterns in the monkey and correlations with human lymphatics. Ophthalmic Plast Reconstr Surg. 2002;18(2):99–106.

42. Knize DM. A study of the supraorbital nerve. Plast Reconstr Surg. 1995;96:564–9.

43. Zadoo VP, Pessa JE. Biological arches and changes to the curvilinear form of the aging maxilla. Plast Reconstr Surg. 2000;106:460–6.

44. Pessa JE, Desvigne LD, Lambros VS, Nimerick J, Sugunan B, Zadoo VP. Changes in ocular globe-to-orbital rim position with age: implications for aesthetic blepharoplasty of the lower eyelids. Aesthet Plast Surg. 1999;23:337–42.

45. Pessa JE, Chen Y. Curve analysis of the aging orbital aperture. Plast Reconstr Surg. 2002;109:751–5.

46. Obagi S, Bridenstine J. Lifetime Skincare. Oral Maxillofac Surg Clin North Am. 2000;12:531–40.

47. Glogau RG. Physiologic and structural changes associated with aging skin. Dermatol Clin. 1997;15:555–9.

48. Mitz V, Peyronie M. The superficial musculoaponeurotic system (SMAS) in the parotid and cheek area. Plast Reconstr Surg. 1976;58:80–8.

49. Lucarelli MJ, Khwarg SI, Lemke BN, Kozel JS, Dortzbach RK. The anatomy of midfacial ptosis. Ophthalmic Plast Reconstr Surg. 2000;16:7–22.

50. Kikkawa DO, Lemke BN, Dortzbach RK. Relations of the superficial musculoaponeurotic system to the orbit and characterization of the orbitomalar ligament. Ophthalmic Plast Reconstr Surg. 1996;12:77–88.

51. Rose J, Lucarelli MJ, Lemke BN. Radiologic Measurement of the Subcutaneous Depth of the SMAS in the Midface. Orlando: In Proceedings of American Society of Ophthalmic Plastic and Reconstructive Surgery, Oct. 18–19, 2002.

52. Gosain AK, Yousif NJ, Madiedo G, Larson DL, Matloub HS, Sanger JR. Surgical anatomy of the SMAS: a reinvestigation. Plast Reconstr Surg. 1993;92:1264–5.

53. Jost G, Lamouche G. SMAS in rhytidectomy. Aesthet Plast Surg. 1982;6:69–74.

54. Ruess W, Owsley JQ. The anatomy of the skin and fascial layers of the face in aesthetic surgery. Clin Plast Surg. 1987;14:677–82.

55. Stuzin JM, Baker TJ, Gordon HL. The relationship of the superficial and deep facial fascias: relevance to rhytidectomy and aging. Plast Reconstr Surg. 1992;89:441–9.

56. Thaller S, Kim S, Patterson H, Wildman M, Daniller A. The submuscular aponeurotic system (SMAS): a histologic and comparative anatomy evaluation. Plast Reconstr Surg. 1990;86:690–6.

57. Wassef M. Superficial fascial and muscular layers in the face and neck: a histologic study. Aesthet Plast Surg. 1987;11:171–6.

58. Furnas DW. The retaining ligaments of the cheek. Plast Reconstr Surg. 1989;83:11–6.

59. Hamra ST. Lifting the malar fat pad for correcting nasolabial folds. Plast Reconstr Surg. 1994;93:661–2.

60. Owsley JQ. Elevation of the malar fat pad superficial to the orbicularis oculi muscle for correction of prominent nasolabial folds. Clin Plast Surg. 1995;22:279–93.

61. Owsley JQ, Fiala TG. Update: lifting the malar fat pad for correction of prominent nasolabial folds. Plast Reconstr Surg. 1997;100:715–22.

62. Hamra ST. A study of the long-term effect of malar fat repositioning in face lift surgery: short-term success but long-term failure. Plast Reconstr Surg. 2002;110:940–51.

63. Freilinger G, Gruber H, Happak W, Pechmann U. Surgical anatomy of the mimic muscle system and the facial nerve: importance for reconstructive and aesthetic surgery. Plast Reconstr Surg. 1987;80:686–90.

64. Kahn J, Wolfram-Gabel R, Bourjat P. Anatomy and imaging of the deep fat of the

face. Clin Anat. 2000;13:373–82.

65. Stuzin JM, Wagstrom L, Kawamoto H, Baker TJ, Wolfe SA. The anatomy and clinical applications of the buccal fat pad. Plast Reconstr Surg. 1990;85:29–37.

66. Amar R. Microinfiltration adipocytaire (MIA) au niveau de la face, ou restructuration tissulaire par greffe de tissu adipeux. Ann Chir Plast Esthet. 1999;44:593–608.

67. Coleman SR. Facial recontouring with lipostructure. Facial Cosmet Surg. 1997;24:347–67.

68. Coleman SR. Structural fat grafts: the ideal filler? Clin Plast Surg. 2001;28:111–9.

69. Donofrio LM. Structural autologous lipoaugmentation: a pan-facial technique. Dermatol Surg. 2000;26:1129–34.

70. Klein AW, Wexler P, Carruthers A, Carruthers J. Treatment of facial furrows and rhytides. Dermatol Clin. 1997;15:595–607.

71. Gonzalez-Ulloa M, Flores E. Senility of the face: basic study to determine its causes and effects. Plast Reconstr Surg. 1965;36:239–46.

72. Coleman S. Complications of fat grafts and structural fillers. In: New techniques in minimally invasive aesthetic surgery. Los Angeles; 2002.

73. Ellis P. Occlusion of the central retinal artery after retrobulbar corticosteroid injection. Am J Ophthalmol. 1978;85:352–6.

74. Shafir R, Cohen M, Gur E. Blindness as a complication of subcutaneous nasal steroid injection. Plast Reconstr Surg. 1999;104:1180–2.

75. Feinendegen D, Baumgartner R, Schroth G, Mattle HP, Tschopp H. Middle cerebral artery occlusion and ocular fat embolism after autologous fat injection in the face. J Neurol. 1998;245:53–4.

76. Feinendegen D, Baumgartner R, Vuadens P, Schroth G, Mattle HP, Regli F, et al. Autologous fat injection for soft tissue augmentation in the face: a safe procedure? Aesthet Plast Surg. 1998;22:163–7.

77. Liebman E, Webster R, Gaul J, Griffin T. The marginal mandibular nerve in rhytidectomy and liposuction surgery. Arch Otolaryngol Head Neck Surg. 1988;114:179–81.

2

内镜下额部整形术

　　眉毛的位置对于维持美容性的眶周的轮廓和对称性是很重要的。许多作者都描述了"理想"眉毛的位置，但是实际上这取决于患者的特征。每一个人都有独特的外貌特征让他或她更加有魅力，但是没有固定的规则可以包括这些因素。医师必须根据每个人的基础来观察每个眉毛。

病因

　　眉毛的位置受以下因素影响：升眉肌肉和降眉肌肉、基因、重力、皮肤松弛、手术、创伤、患者的表情。这些因素中的全部或部分导致眉下垂。虽然每个眉毛都有其自己的形状、位置、轮廓，一般女性的眉毛应接近或高于眶上缘。其应为一条曲线，眉尾高于眉头。男性的眉毛是位于眶缘水平的曲度较小的曲线。当施行眉毛手术时，必须标记升眉肌肉（额肌）和降眉肌肉（轮匝肌、降眉肌、皱眉肌、降眉间肌）的不平衡性。

　　额肌起自皮肤和轮匝肌的浅筋膜。其嵌入帽状腱膜。额肌的主要作用是上提眉毛，并且是额纹产生的原因。皱眉肌起自内侧眶缘，止于额肌和眉部皮肤。其主要作用是缩短眉间距离、降低眉尾。其是眉间垂直皱纹产生的原因。眼轮匝肌起自内侧眶缘和内眦韧带，止于眶骨内面。其作用是降低全部眉毛，是垂直皱纹产生的原因。降眉肌也起自内侧眶缘及内眦韧带，止于眶骨内面。其主要作用是降低眉头。降眉间肌起自鼻骨筋膜和上外侧软骨。其止于靠额中央下部的皮肤。与降眉肌类似，降眉间肌的作用是降低眉头。其是鼻背横纹产生的原因。这些肌肉组成额部肌肉群，术者在内镜分离时必须彻底了解。

临床评估

医师必须了解额部除皱术的基础，即面上部随年龄的增长而发生的改变。在每一名上睑皮肤松弛的患者中，即使眉毛在正常位置，也应考虑额部下垂影响。许多患者要进行眼睑手术时用手指提起眉毛（Flower 征）。这是一个让术者考虑额部手术，而不是眼睑手术的信号。这也帮助术者重新理解患者的期望。在眼睑外侧，上睑皮肤挂在睑缘处（Connell 征）也是额部下垂的指征。患者应采取卧位来准确评估这种情况。额部深横纹也受额部下垂的影响。患者有时表现为额部长期的肌痉挛，显示出正常眉毛高度的假象。让患者闭眼以放松额部，这可以放松额肌。然后检查者用手指阻挡额肌，让患者慢慢睁眼。这样可以测量眉毛的真实水平。最常见的误区是因为眉毛水平正常而认为额部下垂不存在。需要指出的是，女性一般比男性更易上挑外侧眉毛让其更高。还需要注意的是任何文眉的存在。一般的，患者将眉毛文的比正常位置高以矫正眉下垂的外观。

内镜下额部手术的目的是提升眉毛、减少额纹、减少眉间纹、改善外眦下垂、减少眉上皮肤。比例合适的面部应该平分为 3 份，较平衡的面部应该有 5 个眼宽的距离。患者在术前检查时应手持镜子。这样可以给患者机会观察自己，尤其是其关心的区域。他们也可以描述他们的手术目的。仔细观察 Flower 征和 Connell 征，这样可以让术者展示可能的术后真实情况。此外，这样可以让术者证明眉下垂及皮肤松垂对上睑的影响。重睑成形器可以帮助证明单独的睑成形术也许可以完成对额部的提升。记录照片及病志。最好是有标准的方法在患者病志上记录眉毛位置。

滑动试验和眶高度是术前测量的两个有效手段。滑动试验测量内侧、中央及外侧眉毛位置的偏移。眶高度测量瞳孔中央到眉最高点的距离。通常，内镜下额部手术的最佳适应证是眶高度在 1.5~2.0 cm，滑动值在 2.0~3.0 cm。眉高度常见矫正不足而不是过度矫正。大多数术者提升眉毛 1.0~1.5 cm。

药物治疗

一旦完成了前额提升术，术者必须有后续治疗计划。肉毒毒素治疗可以用于轻度眉下垂。这是暂时性治疗，可以维持 3~4 个月。眉外侧 1/3 上外侧轮匝肌的注射治疗可以成功地提升眉毛。在一些女性患者中，注射眉下中央处眼轮匝肌可以缓解一些眉下垂。这项技术可以独立使用或与前额提升术联合应用。然而对于中度到重度眉下垂，单独使用肉毒毒素不会产生明显的改变。注射医师需注意，肉毒毒素治疗应用于额肌不能提升眉毛。这样会抑制额肌功能，可能会降低眉毛和（或）使患者用来提升眉毛的额肌失去功能。

手术治疗

提升眉毛有许多手术方法。术前应与患者讨论患者的目的及预期来决定适合的手术方法。如果患者仅为功能目的对提升眉毛感兴趣，并且不介意可能出现的瘢痕，直接眉提升术或经颞直接眉提升术是不错的选择。这些手术步骤包括直接在每个眉毛上切除椭圆形组织。中度额提升术适用于深度额纹的患者。切口线标记为整个额部的宽度，其中的深纹和椭圆形组织都被切除（图 2.1）。内部眉固定术或横切口眉整形术是通过上睑整形切口，分离到眶上缘，然后用缝线或固定器固定眉毛。美容性手术包括发际缘切口额部提升术、冠状切口额部提升术、内镜下额部提升术。发际缘切口额部提升术最好使用于额头较高的患者，因为手术会缩短额头。其切口仅稍高于发际线并在直视下分离来释放额部。冠状切口额部提升术通过在稍高于冠状缝左耳到右耳延伸处椭圆形切除一部分组织来提升额部。最后，内镜下额部提升术用微创手段，切口隐藏于发际内（视频 2.1）。

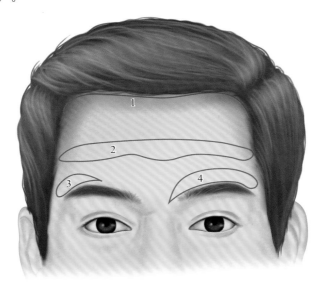

图 2.1　不同类型额部提升术切口位置选择

对于内镜下额部提升术，术前标记是很严格的（视频 2.2）。眶上神经距中线 2.4 cm，滑车上神经距中线一般 1.6 cm。有时一些眶上神经的分支更靠近颞部，支配表面皮肤。在眉上 1.5~2 cm 标记弓形曲线防止损伤眶上神经。此神经一般位于眶上切记，但是在眉毛上 1 cm 即可显露眶上孔（图 2.2）。在此处可进行钝性骨膜上分离。在颞部标记 1 cm 安全区防止损伤面神经。为了安全，可以在颞部行钝性分离。

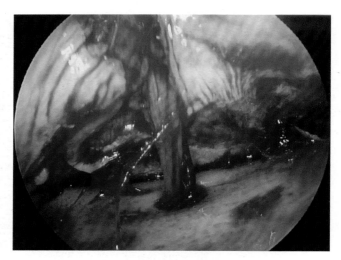

图 2.2 眶上神经从骨孔中发出

做一个中央切口、两个外侧切口、两个颞侧切口（图 2.3）。有时仅需两个旁正中切口和两个颞侧切口。中央切口在发际线后 1 cm，1.0~1.5 cm 宽。在外侧接近 4.5 cm 处标记旁正中切口放置损伤眶上神经的表浅支，其支配这些区域的感觉。此切口有 1.0~1.5 cm 宽。女性头皮的固定点在旁正中切口前或外侧，眉毛上的固定区域在所期望的眉弓最高处。在男性，手术固定点应形成更为阳刚的"T"形眉。颞侧标记位于发际线后 2.5 cm，宽 3.5 cm。此切口的中线应垂直于鼻翼旁到外眦的连线。在男性脱发的患者中，这些切口可以

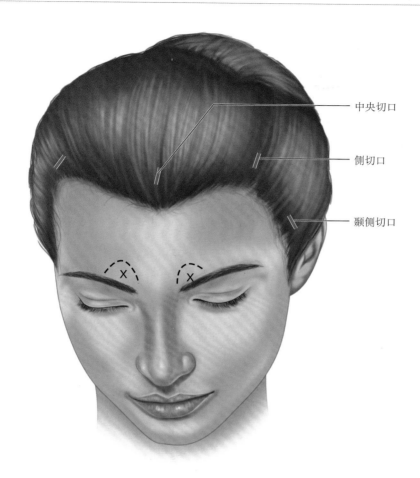

中央切口

侧切口

颞侧切口

图 2.3　内镜下前额提升术切口位置。X 标记眶上切迹位置，虚线区域是直视下分离区域

在发际边缘之后。颞部切口有提升外眦角和颞侧眉毛的作用。许多医师喜欢在颞部切口去除椭圆形组织。这样在颞部提升后会减少皮肤的冗余。一般这种椭圆形组织不超过 10~15 mm 厚。

颞部有新月形区域将额部分离区与颞部分离区分开。此区域为骨膜移行为颞深筋膜的区域，也是帽状腱膜与颞浅筋膜的融合区。

在解剖上，此区域指联合筋膜或颞上隔。可沿着上眶缘外侧触及，并向上外侧延伸。当患者咬紧下颌时变得更明显。在外眦水平的左右眶外侧缘处进行标记。此区域标示接近颧颞静脉（哨兵静脉）。这个标记显示的部分为面神经颞支穿越分离平面到达更前层的区域。面神经颞支从耳屏下走行到颞侧眉上 1.5 cm。它是由深部的腮腺发出，在颧弓处穿越骨膜。然后走行更浅，在进入额肌深面前都在颞浅筋膜深面。哨兵静脉应为手术外侧分离区域的范围。

许多患者在镇静局麻下进行手术。当初次进行此手术时，最好在全麻下进行，以防患者不适及躁动。1:1 混合含 1:100 000 肾上腺素的 2% 利多卡因溶液与含 1:1 000 000 肾上腺素的 0.5% 布比卡因溶液，用于双侧眶上神经阻滞麻醉。此溶液也用于麻醉手术切口、全部额部、外框缘。应根据患者的体重限制利多卡因和布比卡因到安全的剂量。

用 15 号刀片切开颞部切口。钝性分离以识别颞浅筋膜。一旦确认颞浅筋膜，移除一片皮肤暴露颞浅筋膜。继续进行分离以暴露颞深筋膜，颞深筋膜在颞肌表面。此筋膜是白色发亮的纤维组织。颞深筋膜浅面是分离平面（图 2.4）。面神经颞支位于颞浅筋膜，高于手术平面，在损伤部位之外。在分离中经常遇到颞动脉。其应被结扎或者避开。向外框缘处分离时应使用平头剥离子或者手指，保持距外眦韧带标记哨兵静脉处 2 cm。

从颞部切口置入内镜，位于颞深筋膜之上。向内眦韧带方向用钝形剥离子或剪刀进行钝性分离。在外眶缘可见轮匝肌 - 颞部韧带，其为一层坚硬的韧带固定眼轮匝肌于颞深筋膜。在此点之上可见哨兵静脉。一般颞部向颧额缝 5 mm 处。此处有面神经分支，所以分离范围应该小。一旦见到哨兵静脉，不需要向下及侧方分离。在直视下可以释放外眦韧带。

降手术转向中央及外侧切口。用 15 号刀片切开皮肤直到骨膜。

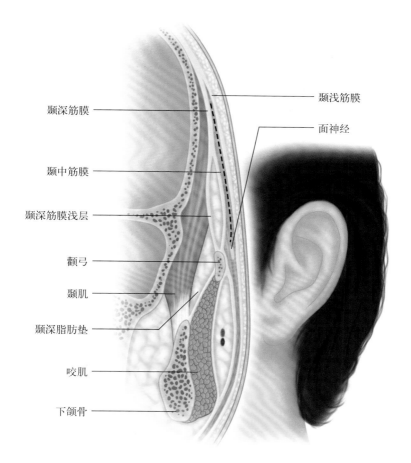

颞深筋膜

颞中筋膜

颞深筋膜浅层

颧弓

颞肌

颞深脂肪垫

咬肌

下颌骨

颞浅筋膜

面神经

图 2.4　颞区解剖。虚线是分离的正确平面

使用平头剥离子，在盲视下于骨膜下平面剥离额肌。用平头剥离子
在盲视下分离降眉间肌，或在直视下用内镜分离，以降低鼻背皱纹。
从外侧到内侧在盲视下连接中央和颞部分离区，分离连接处筋膜。
如果必要，在内镜直视下用剪刀锐性分离连接处筋膜的附着，注意
应保持在正确的平面。一直分离到骨膜完全从眶周释放下来。应横

向切断骨膜和帽状腱膜以进行足够的分离（图2.5）。

从外侧到内侧沿着眶上缘释放眉弓，避开眶上神经。此步骤可在盲视下使用剥离子或手指进行分离。用内镜再一次进入分离区辨识眶上神经。一旦确认眶上神经，在鼻根上进行骨膜上分离定位降眉肌肉群（降眉肌、皱眉肌、降眉间肌、眼轮匝肌）。使用钝形剥离子，组织可以向一边移动分开肌肉以获得更好的视野。在此处可见两侧皱眉肌的附着点和起始部分。可以撕开皱眉肌而不是切断，

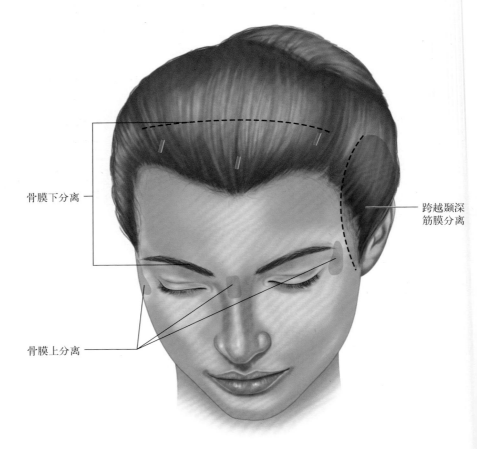

图 2.5　骨膜下及骨膜上分离区

以防损伤滑车上神经。此步骤可以联合内镜剪刀或激光。滑车上神经的分支有时在皱眉肌中，应该避开。降眉肌也应该撕开而不是切断，因为其中有血管。

固定

一旦骨膜被足够多的释放，应将注意力转向固定步骤。有许多皮瓣固定方法可以使用。内镜下前额手术的关键是不将释放的骨膜和肌肉全部固定。固定的锚定技术或螺钉技术包括使用内部螺钉或金属板、Mitek 锚钉、外部螺钉和 K 丝。其他技术包括额肌帽状腱膜-枕肌释放、使用外侧悬挂缝合或支持固定缝合、前方皮瓣切除、帽状腱膜额肌推进、建立皮肤通道、使用软组织黏合剂。2003 年安多泰（Endotine^{TM}）前额固定器开始推广。锚定装置为可降解的聚乳酸的三角形平板，上有 5 个骨钉以固定。除外技术因素，此产品简单、可重复、安全、效果持续时间长。如果在张力下固定，会发生眉下垂。作者偏爱安多泰固定（视频 2.3）。

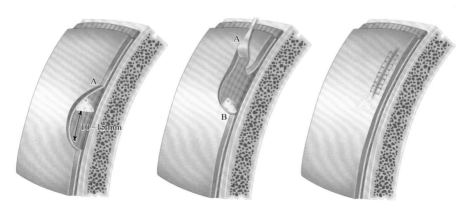

图 2.6 安多泰眉固定技术

39

　　安多泰的预固定位置在距外侧或旁正中切口前端 1.0~1.5 cm 的位置。可用 Bovie 灼烧骨面以减少固定的下移。安多泰钉有锋利面及保护装置预防在颅骨外层钻得太深。应用手边旋转边往下压骨钉。一旦钻入，安多泰被插入装置抓紧，应确保垂直于骨面。安多泰应咬住固定位置，不能轻易移动。将皮瓣向上拉覆盖安多泰（图 2.6）。用缝线或者美容钉关闭切口。颞浅筋膜向上推进，用 2-0 PDS 线褥式埋没缝合。切口用线缝合或者美容钉关闭。

术后护理

　　在用香波洗头后，应用棉垫和敷料包扎额部 24 小时。伤口完全愈合一般需要 42~60 天。术后即时用抗生素、抗炎药、止痛药。7~10 天后移除美容钉。患者一般 3~5 天可继续工作。患者在术前即被告知头皮麻木状况可能会持续 3 个月，在一些脱发症患者中切口周围可有"毛发休克"，持续 3 个月。

　　令人担心的并发症是面神经受损，但是可以通过在正确的平面谨慎地分离来避免。血肿和感染较罕见。此手术可以在脱发患者中以小瘢痕形式进行。内镜下额部提升术是一项精准手术，比传统提升术具有更好的准确性。在较好的技巧、松解和固定的情况下，手术效果可以持续很长时间。此方法对外科医师眉提升术来说是很好的补充。

3

直接眉提升术

在进行更加复杂的手术例如内镜下眉提升术之前，术者应该完全掌握术前评估、手术指征、术区解剖和基础的直接眉提升术。

直接眉提升术一般在局麻下进行，需要切除眉上附近的组织。直接眉提升术的优点是减少手术时间，减少麻醉用量，通过切除不同形状的组织可以整体提升眉毛或者部分提升眉毛。一般来说手术距眉毛越近，效果越好。因此直接眉提升术对于眉毛严重下垂、其他方法会遗留瘢痕的发际线后退或脱发患者来说是比较好的术式选择。与其他手术方法相比，提升水平及保持时间都是比较好的。主要的不足是眉上的瘢痕有时可见和令人不满意，影响美容效果，这决定于患者的愈合能力。

病因

随着年龄的增长，在不同的人中下垂症状发生率不同，导致皮肤冗余的眉部松弛或眉下垂。组织的向下移位也是面部过度活动的结果，例如皱眉和斜视。在这些患者中，降眉肌的过度活动影响着眉毛。面瘫或者面神经颞支瘫也会导致中度到重度的眉下垂，因为失去了额肌的收缩致同侧额纹变浅。

术前评估及切口设计

当评估有上视困难和眼睑下垂的患者时，眉毛的位置是非常重要的。有上睑下垂或上睑松弛的患者常见眉下垂。眉毛的松垂可以增加上睑的饱满和重量，当合并皮肤冗余，可以导致上视视野缺损和遮盖。认识这点对于防止手术效果不足和失败是很重要的。

性别差异性是存在的，女性患者的眉毛有大量差别，眉毛更高、更弓形和外侧微有提升。男性眉毛一般呈"T"形：更平直更低，下缘在眶上缘水平。这种基线的差异可能是男性比女性更常见眉下垂的原因。

术前评估一般在患者坐位额肌放松的情况下进行。皮肤切除和提升的比例为1:1。切除量是通过尺子在眉外侧、中央和内侧测量而得。一般进行菱形皮肤切除，标记下线为眉毛的上缘，标记上线为测量眉毛的各个位置所得。必须标记眶上孔位置，警惕眶上神经束的存在，在此处处理更加表浅。

手术治疗

在用标记笔完成皮肤标记后，在此区域进行足量的局麻药物注射。切口（图3.1）从下标记线开始，此处最上端的眉毛向头部发出。切口必须用刀片以接近15°远离毛囊进行，以防止眉毛过度缺失和显著瘢痕（图3.2）。上线切口应用刀片以同样的角度和方向进行来提供平整和外翻的切口。在下边缘切割时应注意眶上神经区域避免不必要的损伤。从外侧开始深层分离和切除皮肤和皮下组织，此处没有损伤眶上神经血管束的风险（图3.3）。在眉内侧应小心地进行表浅分离并彻底止血。

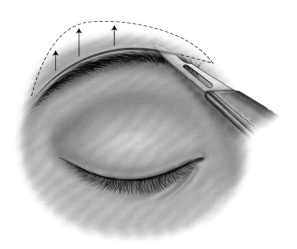

图 3.1　标记切开位置后眉上切开

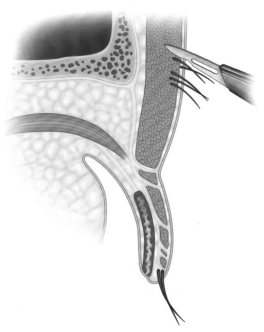

图 3.2　切口倾斜于眉毛，与毛发根部平行

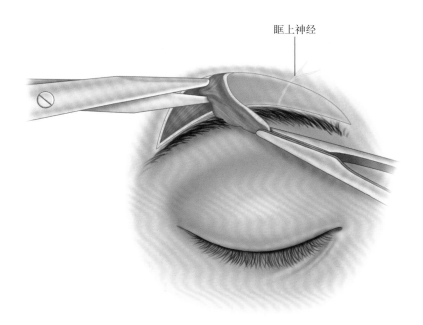

眶上神经

图 3.3　用剪刀移除皮肤和肌肉。在眶上神经区域，分离必须表浅，避免损伤神经

　　切口首先用 5-0 Vicryl 线在皮下多点缝合。每个线结必须保证缝合平面与切口水平对齐。还必须保证两边切口缝线深度相同，为切口边缘提供准确的同位性，因此可降低瘢痕的形成。

　　瘢痕愈合会将皮肤垂直向牵拉，形成凹陷。因此皮肤应该以 6-0非可吸收线以横褥式或者是纵褥式方式关闭，使皮缘外翻保证远期平整。

　　对于严重面瘫的患者，分离应超过额肌，以 5-0 不可吸收线或 4-0可吸收线穿过额肌与骨膜进行缝合，以更高地固定下垂的眉部。对于轻微眉下垂的患者，此方法需要得到深达额肌的瘢痕以减少额肌的活动。在钝性剥离额部深纹的患者中，其对称性可以通过在额中部切除而不是在眉上部切除来矫正（视频 3.1）。

术后护理

术后涂抹抗生素眼膏或者抗生素激素复合软膏。术后不必包扎。在术后 2~3 天清醒时每小时冰敷 15 分钟，并在睡眠时抬高枕头。术后一周内应避免提重物、用力、弯腰。10~14 天拆线。如果需要可使用手术伤口黏合剂。为了减少瘢痕，患者应减少日光暴露时间，戴帽子或者用防晒指数 30 以上的防晒霜。

4

内镜下面中部提升

在过去的 20 年，面部年轻化的新技术已经发展到不仅仅针对面部松弛的皮肤还有下垂的面部。传统的面部提升，即使是 SMAS 折叠术，也是直接矫正过度的松弛，但是作者的观点认为前后方向拉紧组织而不进行年龄相关组织下垂的处理是有缺点的。垂直方向的提升是更符合解剖关系地处理面部垂直移位的正确方法，可以矫正明显的鼻唇沟、下睑沟和颧袋、颊前沟。

患者的选择

术前讨论应确定患者最关心的特征。关注点尤其应放在颧脂垫的位置、鼻唇沟的明显程度、颊浅沟的存在或缺失。除此之外，还需注意手术分离中潜在的注意点；如果患者有发际线后退、毛发密度降低，或者高额头，应选用睫毛下切口或经结膜的方法。另外，如果患者同时寻求额部和眉毛的提升，同一个切口也可以进行内镜下面中部提升。还应考虑眶隔脂肪有无疝出、下睑皮肤是否冗余、有无泪沟畸形、通过触摸眶缘是否发现眶骨不对称。相同位置下睑和睑球的位置关系也应该进行记录。作者习惯通过进行睑球距离和回缩试验评估外眦韧带的完整性。下睑分离后会缩小到 3 mm 以内，没能快速回到正常睑缘位置都证明下睑内眦和外眦韧带的松弛。如果患者曾经在下睑区域进行过手术，需重点注意任何前层和厚层的缺损。下睑位置需通过 MRD2 距离进行记录。应进行颊颧沟的评估，因为有时需要从这里切开完成上颌骨的剥离。应记录任何体积缺损，尤其是面部骨骼的突出，因为有时经过移植脂肪、弓状缘脂肪释放、填充剂及其他移植物的处理。

知情同意

知情同意书应着重于面部手术过程中的风险，包括瘢痕、不对称、出血风险、感染、神经血管结构的损伤。尤其重点与患者讨论暂时或永久的面部神经损伤产生的半面部不对称的可能性。还应讨论可能的眶下神经牵拉及麻痹。后者在术后并发症中占 15%。作者经常与患者讨论面中部、唇、上牙龈感觉麻木的可能性。依据作者的经验，绝大多数患者在术后 3 个月内都会恢复。

手术方法

面中部的手术方法有许多，可以根据患者的整体解剖情况选择切口位置，这样其他额外的手术方法也可以同时完成。作者经常联合内镜下面中部提升与眶脂肪疝移除技术。面中部可通过结膜入路在骨膜下剥离，同时行眶脂肪疝移除术。如果术者希望将眶隔脂肪补充 SOOF 的缺失，这是一种有效的方法。相反的，如果术者想将颞侧面中部悬吊在眶骨上，则需要做睫毛下缘切口。最后，如果患者希望行内镜下前额提升术，可通过颞侧切口将面中部提升，而无须另外切口（图 4.1 和图 4.2）。最后一种方法是作者常用的方法。如果患者上颌骨较高或者骨膜粘连较紧密，难以通过其他方法提升，作者会行口内切口。面中部提升也有很多固定方法。作者偏向于异

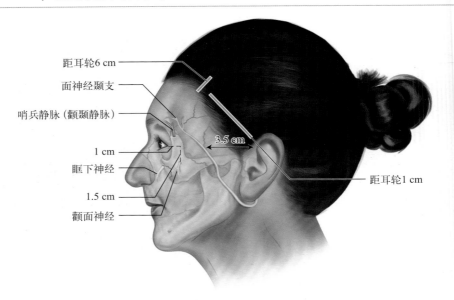

距耳轮6 cm

面神经颞支

哨兵静脉（额颞静脉）

1 cm

眶下神经

1.5 cm

颧面神经

3.5 cm

距耳轮1 cm

图 4.1　内镜下面中部提升术切口位置及重要解剖。侧面观

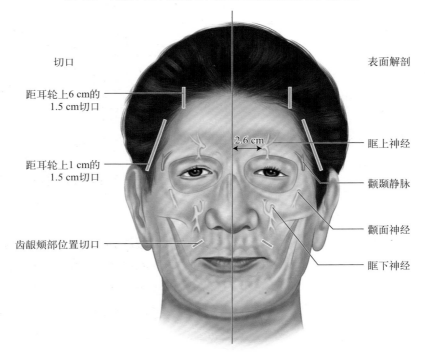

切口

表面解剖

距耳轮上6 cm的
1.5 cm切口

2.6 cm

眶上神经

距耳轮上1 cm的
1.5 cm切口

额颞静脉

颧面神经

齿龈颊部位置切口

眶下神经

　图 4.2　内镜下面中部提升术切口位置及重要解剖。正面观

体可吸收移植物，但是在一些患者中远期会溶解。在术前必须决定固定的位置。其选项包括眶缘、颧骨悬吊、以长带固定到颞顶部来支持面中部锚定装置。

作者从颞部切口面中部提升术开始说明（视频 4.1）。一旦分离平面到达颧突，各种手术方法的程序都一致。手术在镇静后局麻下或者全麻下进行，这取决于术者和患者的喜好。以含肾上腺素的 2% 利多可因和含肾上腺素的 0.5% 布比卡因 1:1 混合阻滞眶上神经、眶颧神经、眶下神经。颞部皮肤切口用 15 号刀片。单级电凝止血并预防此区域毛囊损伤。用尖头单级电凝继续分离直到颞深筋膜。对于初学者，应在颞深筋膜上做小切口确保颞肌在下方，这样才是分离的正确平面。起初用角沟拉起皮瓣在直视下分离，在开始分离平面后应在内镜下进行，分离应位于灰色发亮的颞深筋膜和很薄的颞浅筋膜之间。面神经在颞浅筋膜走行，所以应保持正确的分离平面位于颞深筋膜上避免损伤神经。内镜下分离应向内下方朝着外眦区域。在接近上眶缘处，颞深筋膜被颞中脂肪垫（Yasergil 脂肪垫）分为两层（图 4.3）（视频 4.2）。

一旦识别出 Yasergil 脂肪垫，分离的恰当平面在其表面，即颞深筋膜浅层的深面。此层从下方起自颧弓，在看到颧弓之前可以通过钝头分离器触及。在此区域应该进行钝性分离。一般来说，在距眶缘外侧近 2 cm 处从 Yasergil 脂肪垫中显现出一条很粗的静脉，大约在上眶缘水平；此哨兵静脉应首先用双极电凝烧灼。然后继续沿着外侧眶缘在骨膜下分离跨越颧弓，并且在颧弓上骨膜下平面的下后侧分离。如果术者决定通过睫毛下切口或经结膜切口到达这一平面，则从眶缘处开始骨膜下分离，向外侧跨越颧弓体。然后向鼻侧分离，小心眶下神经血管束。分离应在神经上和神经下区域直到梨状孔。此步骤通过经结膜切口更加容易。在大多数患者中没有必要进行完整的分离到达梨状孔，如果后续的分离会有安全性的顾虑，

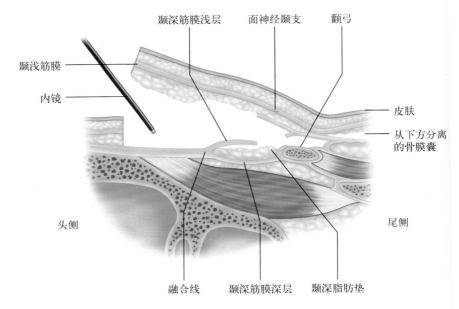

图 4.3　内镜下面中部提升术手术方法

则应停止分离。一旦完成分离，则应该进行尾侧和颞侧的分离。分离的下缘应是牙龈沟。在一些患者中，上颌骨膜附着紧密。在另一些患者中，颧弓跨越上颌骨处使得在颧骨体上分离很困难。在这些患者中，应做牙龈沟切口，通过口内切口在骨膜下分离直到两个分离平面融合。在外侧，术者会辨识咬肌。联合咬肌筋膜是一束纤维从颧弓下缘发出。必须在近咬肌的位置锐性分离。面神经的上颌支走行于咬肌筋膜，在咬肌上大范围分离时有损伤风险。颧弓的骨膜附着和咬肌筋膜内侧缘垂直向的韧带是手术成功与否的关键点。只有充分松解这些附着，面中部才能在骨膜下平面有效的提升（图4.4）。

　　一旦全部分离完成，术者用有齿钳夹住颞深筋膜对全部面中部进行调整。如果组织瓣不能完全游离，用手指剥离任何仍旧附着的

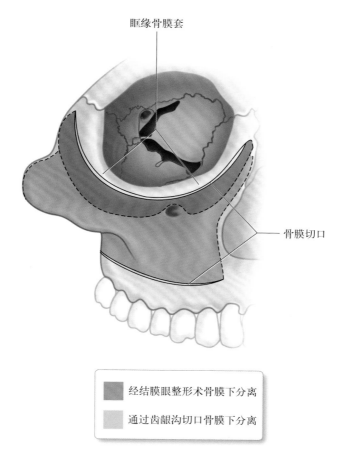

眶缘骨膜套

骨膜切口

경结膜眼整形术骨膜下分离

通过齿龈沟切口骨膜下分离

图4.4 经结膜和齿龈沟切口骨膜下分离区域

纤维束。只有这样才会有长期的效果。一旦组织瓣动员足够，提升
效果即可足够。通过表浅颞顶筋膜完成缝合固定。作者较喜欢安多
泰面中部提升装置（MicroAire®）。在插入安多泰后，术者将面中
部组织瓣的骨膜牢靠地固定在最大提升的钩齿上。作者一般选择鼻
唇沟最明显部位的外侧点。一旦骨膜牢靠固定在安多泰上，通过束

带将面中部提升到最后的需要位置。此步骤通过用标记笔穿过束带孔在眶缘或颞深筋膜上标记完成。然后将安多泰通过操作装置固定。对于体重较大的患者，除安多泰外，有时用额外的 SMAS 缝合固定来对面中部进行足够的支撑。作者一般在这些患者中利用 3-0 Vicryl 线。对于外侧面中部明显下垂或者下睑皮肤明显松弛及颧纹的患者，作者有时联合面中部的眶周悬吊。这样远期会提升颊部外侧，帮助增加颧部的突出。还会允许术者更拉紧皮肤，因为外侧面中部下有眶缘的骨膜支持。如果外眦韧带张力缺乏，或者术前评估发现下睑皮肤大量松弛，作者建议行下睑板手术避免下睑退缩。面中部提升到适当位置后，分层缝合切口并加压包扎。

术后指导

患者清醒时，每小时冰敷 15 分钟。晚上睡眠垫高枕头，避免高强度体育运动 1 周。1 周之内不要弯腰提起大于 5 lb 的重物。术后用药包括止痛药、渐进增量的 4 mg 甲泼尼龙、通便药、止吐药。还要求患者包扎一周直到医师移除包扎。如果手术联合内镜下前额提升术，术后 24 小时移除头部包扎，患者可以洗澡，但是要确保面部包扎部位干燥。

参考文献

1. Pascali M, Botti C, Cervelli V, Botti G. Vertical midface lifting with periorbital anchoring in the management of lower eyelid retraction: a ten-year clinical retrospective study. Plast Reconstr Surg. 2017;140(1):33–45. https://doi.org/10.1097/PRS.0000000000003452.

2. Sasaki GH, Cohen AT. Meloplication of the malar fat pads by percutaneous cable-suture technique for midface rejuvenation: outcome study (392 cases, 6 years' experience). Plast Reconstr Surg. 2002;110:635–57.

3. Keller GS, Namazie A, Blackwell K, Rawnsley J, Khan S. Elevation of the malar fat pad with a percutaneous technique. Arch Facial Plast Surg. 2002;4:20–5.

4. Chi JJ. Periorbital surgery: forehead, brow, and midface. Facial Plast Surg Clin North Am. 2016;24(2):107–17.

5. Sclafani AP, Dibelius G. Transpalpebral midface lift. Facial Plast Surg Clin North Am. 2015;23(2):209–19.

6. Engle RD, Pollei TR, Williams EF 3rd. Endoscopic midfacial rejuvenation. Facial Plast Surg Clin North Am. 2015;23(2):201–8.

5

上睑成形术

术前评估

上睑成形术是常见的美容及处理大量松弛皮肤的功能性手术。这种情况的患者一般有美容及功能性的顾虑。最初的评估应包括患者最关切的位置。患者手持镜子指出最困扰他们的眼睑特征。应记录药物及眼科治疗史，包括暂时的和系统的药物治疗以及药物过敏史。尤其应询问患者阿司匹林和抗凝药物使用情况。其他病史应关注于干眼症、眼睑刺激症状及水肿症状、视物模糊。

针对眼睑成形术后可能加重的症状应做全面的眼科检查，包括干眼症、睑板腺功能障碍、角膜炎、角膜白斑。除了微生物学检查，还应该检查闭眼时的兔眼症、Bell 现象、用 Schirmer 试验检查基础泪液分泌或渗透情况。

对于皮肤松垂有特殊的检查。包括 MRD_1、MFD、MCD、VSD、眉毛位置。MRD_1 是角膜反光点（患者注射手电）到上睑边缘距离。仅有上睑松弛的患者此距离为 3.5~5.5 mm。MRD_1 值低提示上睑下垂，患者应引起重视。当然，许多患者有真性上睑下垂合并上睑松弛，这些问题都必须解决以获得更好的效果。MFD 是上睑缘到睁眼时上睑皱襞最低点的距离。如果皮肤压住睫毛，此距离可能为 0；或如果皮肤下垂超过上睑缘，此距离可能为负数。MCD是上睑边缘到上睑皱襞的距离。此皱襞有时被下垂的皮肤遮盖，两侧眼睑有时不对称。一般女性 MCD 为 10 mm，男性为 8 mm。亚洲人皱襞应降低几毫米。

除了皮肤和上睑皱襞的评估，上睑脂肪、泪腺位置和眉毛位置也应该进行评估来达到理想的术后效果。上睑有内侧和中央脂肪垫。泪腺会造成外侧可见的突出。如果很明显，在行上睑整形术的同时应对泪腺进行重置。这些特征应该书面记录并在术中指出。眉毛位置应仔细定位。注意区别眉部皮肤和上睑皮肤。如果患者挑眉，眉毛的位置就会被误认为较高，但是闭眼检查眼睑的薄皮肤到眉部的厚皮肤显现皮肤厚度和连续性的变化。如果患者的主诉是眉下垂，必须考虑眉提升术，而不是上睑成形术。

在美容性上睑成形术之前没有必要行视野检查。如果功能性上睑松弛遮蔽了上睑视野，需要记录在眼睑正常位置时动态的视野而不是静态情况下的。术前照相应包括全面部、侧面部和斜位照相。

手术方法

患者在手术室进行局麻前行眼睑标记（视频 5.1）。用较好的标记笔从内侧点标记到外眦韧带外侧。患者自己的重睑皱襞一般比较适当，但是有时需要重新确定上睑皱襞的位置。如果重睑皱襞存在显著的不对称性，这种不对称性需要矫正。如果某些种族或性别群体有明显低的 MCD，在术前应与患者讨论升高手术标记。眼睑皱襞标记然后向外侧延伸，处理外侧的"遮盖"。一旦在外侧超过外眦，标记线应向上外侧成角。外侧皮肤切除的长度决定于外侧皮肤切除的度，但是一般延长 3~10 mm。切除的内侧部位必须小心定界，因为有潜在的瘢痕和增厚可能。当到达内侧点处应向上倾斜30°。在手术完成时，应在垂直方向保留 20 mm 的皮肤。使用皮肤垂直距离（VSD）决定皮肤切除量。镊子夹持试验也可以用来决定皮肤切除的宽度。用无齿镊在上睑皱襞和松弛皮肤间进行夹持。眼睑不能拉开或切除太多的皮肤。皮肤切除应保守，眉毛不能用镊子向下推。上线用标记笔标记，形成"海鸥翼"曲线（图 5.1）。在对侧眼睑做相似标记。谨记，上睑成形术移除一些皮肤和肌肉，但不是手术的唯一目的，所以标记应该保守。

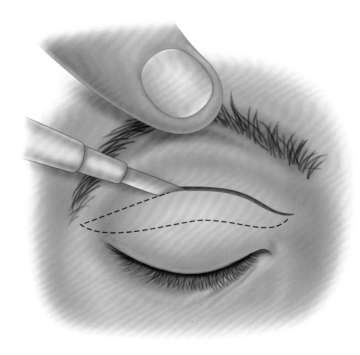

图 5.1　标记上睑，以 15 号刀片切开

在皮下注射局麻药物。如果需要去除脂肪或复位泪腺，则需要在这些组织中进行麻醉。将眼睑拉平，用刀片切开皮肤。用 Westcott 剪或电刀去除皮肤和肌肉，这决定于术者的习惯（图 5.2）。

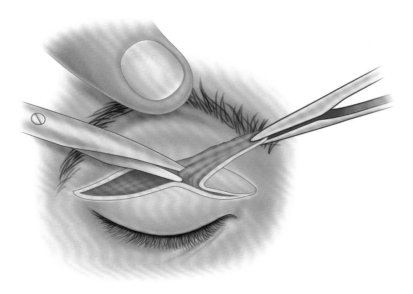

图5.2　用剪刀移除皮肤肌肉

内侧及中央脂肪垫可以用电凝打开眶隔从中轻微拉出。脂肪通过钳夹电凝技术切除。打开眶隔给眼球施加适当的压力用镊子调整脂肪的切除量。脂肪用止血钳夹住，用剪刀在止血钳上去除，然后在底部电凝止血（图5.3）。用镊子抓住短端直到止血确切可松开止血钳。用这种方法移除此区域的适量脂肪。释放去除是必需的，尤其是中央脂肪，避免睑上沟畸形。眶隔不需缝合。

　　如果泪腺较为突出，在手术过程中应向后上复位。通过眶隔向切口外侧分离。在一小部分患者中，眶隔脂肪位于眶隔和泪腺之间。此脂肪垫应被小心地移除，暴露泪腺的眶叶。分离应沿着上眶缘。用双股6-0聚丙烯线穿过脱垂泪腺的下缘（图5.4）（视频5.2）。然后双臂从后向前穿过泪腺窝处的骨膜，仅位于上眶缘下（图5.5）。拉紧缝线，将泪腺复位到泪腺窝内。

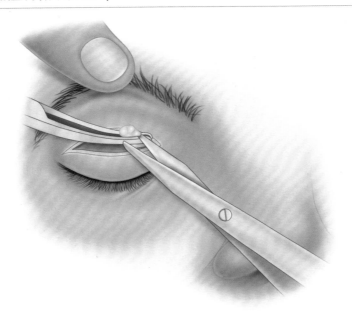

图 5.3　以止血钳夹住眶隔脂肪并用剪刀剪除

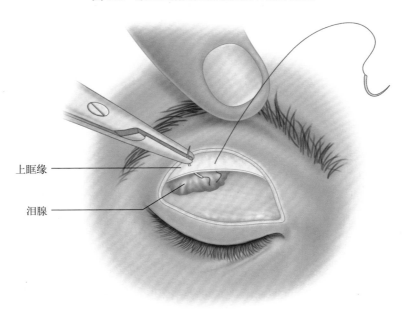

上眶缘

泪腺

图 5.4　双针线穿过脱垂的泪腺及骨膜

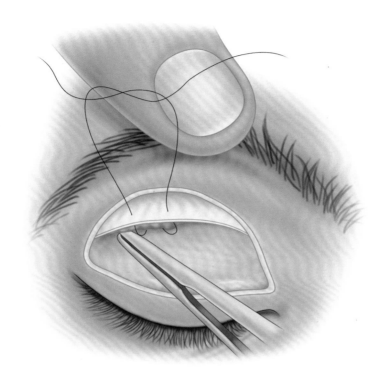

图 5.5　拉紧线结将泪腺拉至眶缘下

　　如果上睑皱襞太低，可以升高（视频 5.3）。在适合的高度做切口。向下剥离跨过旧的上睑皱襞以除掉旧的上睑皱襞。在切口下缘留下几毫米肌肉附着皮肤，继续剥离形成皮瓣（图 5.6）。向深处剥离移除提上睑肌腱膜上覆盖的组织。用 6-0 线将切口下缘保留的眼轮匝肌与适合高度的眼轮匝肌缝合（图 5.7）。

　　这项操作可以在适当位置锁定眼睑皱襞并且利于皮下缝合，然后以 6-0 聚丙烯线连续缝合切口。缝线末端不打结，全部切口包括缝线末端用无菌胶布固定。

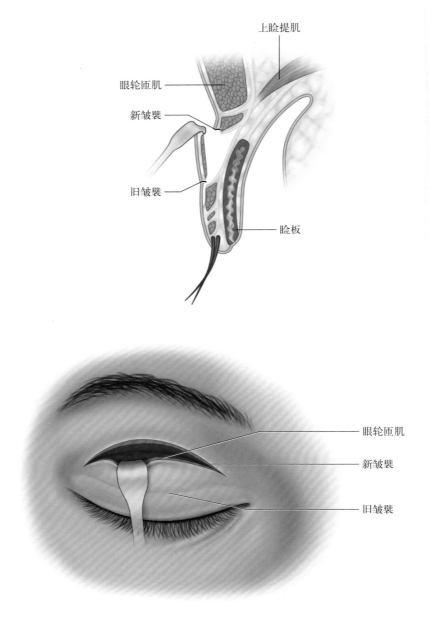

上睑提肌

眼轮匝肌

新皱襞

旧皱襞

睑板

眼轮匝肌

新皱襞

旧皱襞

图 5.6　分离上睑皱襞

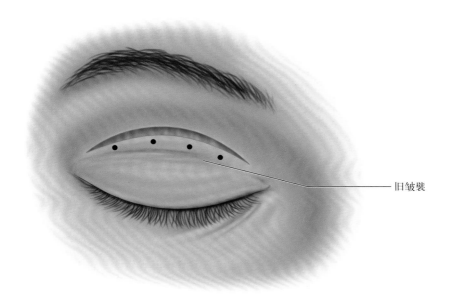

旧皱襞

图 5.7　以 Vicryl 线在新皱襞高度皮下缝合

术后护理

术后 2 天患者立即冰敷，每小时 15 分钟。患者不能进行弯腰活动及提重物活动，睡觉时抬高头部。术后 5~8 天拆除胶布，然后抽出皮下缝线。

6

下睑成形术

中老年患者一般会关心下睑的外观。这种下睑外观的关注一般会在上睑提升术后发生，所以应给患者改善下睑情况的建议。下睑主要的美容性问题包括眶脂肪疝、下睑纹，此两者共同发生或者单独出现。术者必须考虑到患者的年纪、外观、皮肤类型及解剖。应与患者讨论眶隔脂肪切除还是重置、直接皮肤切除还是二氧化碳激光皮肤磨削术、面中部提升或者这些术式的联合。在本章中，作者将讨论下睑提升技术、切除和重置眶脂肪疝、直接切除皮肤。

术前评估

第 5 章中已经描述了完整的眼部检查。尤其要关注下睑水平向松弛和皮肤松弛。如果下睑有明显的松弛并计划进行皮肤拉紧，在手术中必须进行横向的拉紧。回缩试验缓慢或者无法回缩是联合下睑缩紧的另一项指征。需评估皮肤的质量和颜色。如果皮肤有微弱的色素沉着，可用二氧化碳激光拉紧皮肤降低下睑纹。在有较深色素沉着的患者中应该考虑直接皮肤切除。

下睑有内侧、中央和外侧脂肪。疝出的脂肪可以辨识、触诊、用刻度进行记录。作者用 0~4+ 描述每个脂肪垫。眼球退缩经常使脂肪垫更加明显。如果有明显的疝出脂肪，可以通过经结膜切口切除。检查者还应进行触诊，考虑眼球与下睑缘的关系，上颌骨和颧弓的形状与下面脂肪垫的关系。近距离观察结膜穹窿排除活动性瘢痕。

下睑是面中部的延伸，与其一同评估。鼻唇沟、颧纹、颧脂肪垫下垂、面中部皮肤松弛都应该被评估。让患者手持镜子指出自己烦忧的部位。下睑在患者张口时检查以检验可能存在的退缩。照相记录应包括全面部、斜位、侧面，来显示疝出脂肪的轮廓。

手术方法

经结膜下睑成形术

在穹窿处注射含肾上腺素的局麻药。有些术者还注射到眶脂肪前面。

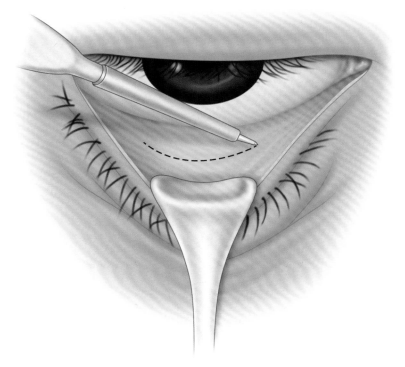

图6.1 以电刀经结膜切开

69

用眼睑拉钩将眼睑从眼球上拉开，在穹窿处做经结膜切口，大约距下睑缘 12 mm（图 6.1）（视频 6.1）。此切口可以用多种机械进行切开，包括单级针型电刀、射频刀、二氧化碳激光刀、高温电刀或刀片。用刀片是高效的，但是止血功能较差，因此不推荐。拉钩一般处于从切口处保护眼睑的位置。然后切开眶隔，可见疝出的眶隔脂肪。一旦打开眶隔即轻压眼球确定疝出的脂肪。必须小心避免损伤下斜肌，从下眶缘内侧面发出，在内侧及中央脂肪垫间可见。

脂肪通过钳夹止血技术去除，即用止血钳夹住脂肪，以 Westcott 剪刀剪去脂肪，基底部止血（图 6.2）。

在确认止血前用镊子在止血钳下夹住脂肪。此方法适用于移除所有容易脱垂的疝出的脂肪。应避免过度切除下睑脂肪因为会造成下睑凹陷外观。减少大量的眶内体积会加重上睑沟畸形。

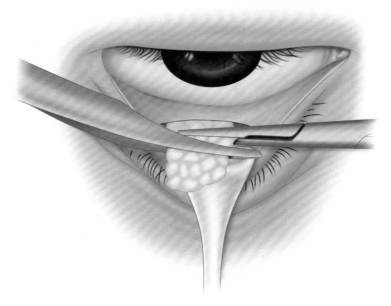

图 6.2　在用止血钳夹住脂肪后用剪刀移除

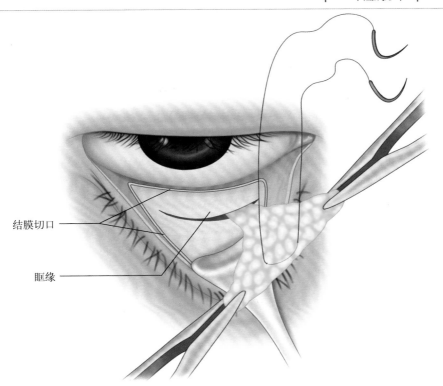

结膜切口

眶缘

图 6.3　中央脂肪做成"T"形瓣

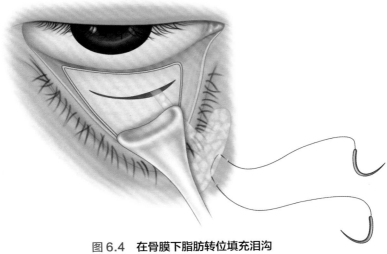

图 6.4　在骨膜下脂肪转位填充泪沟

通过剥离内侧泪沟下骨膜会改善泪沟外观。内侧眶隔脂肪解剖呈窄蒂填充到骨膜下区域。用双股 6-0 单丝线穿过脂肪垫（图 6.3），然后穿过全层组织固定于泪沟的皮肤上（图 6.4）。这样会将脂肪垫拉在泪沟下以填充泪沟。在 5 天后移除线结。

下睑皮肤切除

可单独切除下睑皮肤或者联合眶脂肪疝切除。在两者之中，作者建议通过结膜切口切除以减少经皮切除产生的下睑退缩的风险。

用标记笔在睫毛下 1.5 mm 处标记切口线。标记线在外侧延长超过外眦。用含有肾上腺素的局麻药物进行皮下注射。用刀片在颞

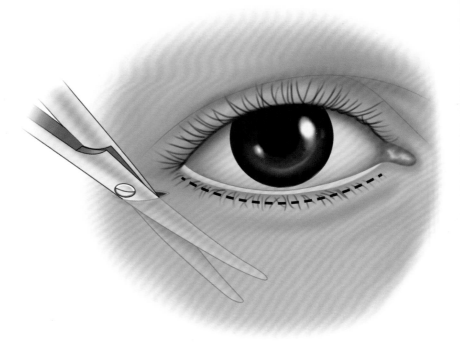

图 6.5 从颞侧开始，以剪刀分离皮瓣

侧切开皮肤，以 Westcott 剪刀沿睫毛下线剪开皮肤（图 6.5）。用
剪刀向下分离皮瓣。作者选择分离仅有皮肤的皮瓣来使下睑光滑并
减少下睑退缩的缝线。皮瓣向上外侧推进，去除覆盖切口的多余皮
肤（图 6.6）。患者应张开嘴并向上看以确保最保守的移除皮肤。
先水平地切除皮肤，然后从外侧垂直切除剩余皮肤。用 6-0 平滑线
连续缝合切口。一般用睑板条法或折叠方法来联合下睑皮肤切除，
降低下睑退缩的风险。

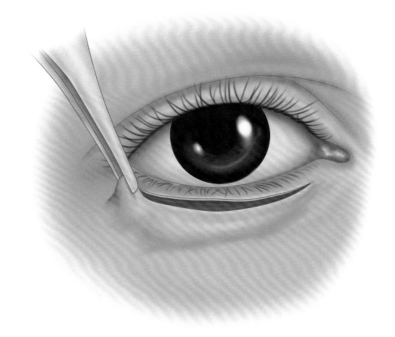

图 6.6　皮肤向上推进并从外侧决定皮肤去除量

　　患者在下睑成形术后应给予抗生素乳膏或者类固醇眼药水。双
眼不需眼罩包扎。应提醒患者观察罕见的球后血肿，若发生应紧急
治疗。

激光皮肤磨削

激光减少年龄因素的影响及日光损害的认识已经被广泛接受（图7.1）。二氧化碳激光可以有限地进行表皮剥脱而不损伤周围组织。其波长大部分被水分子吸收，水分子是构成细胞的主要成分。分级二氧化碳激光已经取代绝大多数全消融性二氧化碳激光。这种激光可以在皮肤区域间进行真皮层治疗。这样可以加速皮肤的表皮再生，减少术后充血期。此外，也可改变激光侵入深度治疗表浅或深部的皱纹。

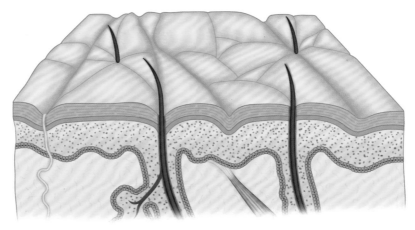

图7.1　褶皱的皮肤

年轻患者的少量浅纹可以用微量皮肤激光消融。年老患者的深纹可以联合表浅及深部激光治疗。总之，快速愈合需要更表浅的激光模式。

二氧化碳激光治疗的患者会产生胶原重塑和皮肤的拉紧（图7.2）。为了有更好的效果并且消除深纹，需要高能量的深部治疗，但是患者会有更长的愈合时间。

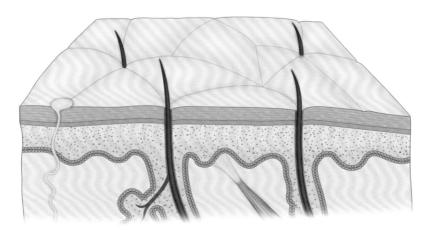

图 7.2 二氧化碳激光磨削术后的皮肤，褶皱更少，真皮胶原结构改善

术前评估

手术史的重点在于伤口愈合和瘢痕形成情况。术者必须了解异常的伤口愈合情况。如果有血管疾病，瘢痕疙瘩形成及免疫异常会产生严重的愈合障碍。皮肤附属器上皮是激光后皮肤表皮再生的来源。异维A酸和面部放射性照射可以抑制这一过程。1年内使用异维A酸治疗是磨削术的禁忌证。

患者的人种差异和色素水平可以对磨削术的效果产生影响。术者必须区别患者的一般状态，或"基线"，基于日光暴露或其他情况的色素沉着，包括黄褐斑。光敏性患者更易有较长的术后水肿期。相反的，皮肤较暗的患者更有可能产生色素缺失或色素沉着。

在许多患者中，仅激光不能成功地进行皮肤收紧和减低皱纹。激光需要联合其他治疗手段或在其后进行。为了眼睑年轻化，在激光治疗同时行内镜下额提升术和经结膜眼睑成形术。在这些过程中组织要保持足够的血运。

一些术者要求在激光治疗前对皮肤进行治疗来改善术后恢复过程及减少炎症性色素沉着。然而，一项研究指出对于某些皮肤类型的患者，术前应用 10% 乙醇酸或 4% 对苯二酚与 0.025% 甲酸的混合液并不能改善术后色素沉着。这可能是受这些药剂影响的黑色素细胞被激光破坏，因此不会对色素改变产生影响。

患者应提前进行抗病毒治疗，例如阿昔洛韦、泛昔洛韦、伐昔洛韦。适合的治疗剂量为伐昔洛韦 1 000 mg，PO，bid（或泛昔洛韦 500 mg，PO，bid 或 tid），从激光治疗当天开始持续 7 天或者直到表皮再生。

患者必须被提前告知可能延长的恢复期和红疹期，应遵循详细的术后医嘱。术后应更关心护理情况而不是手术过程。术后 2 周开始应考虑应用 2% 或 4% 对苯二酚。这样可以预防激光术后色素沉着。每天使用 2~4 次持续 1 个月。

方法

所有器械包括角膜保护器都应该有钝性金属表面。非治疗区域应用湿毛巾保护（视频 7.1）。术中应用的激光护目镜的波长应该合适。高质量的排烟器能有效减低激光治疗中的烟流。

术中有激光点燃氧气的风险。如果患者在全麻下手术，应施加额外保护避免激光灼烧供氧管点燃可燃性气体。皮肤的术前准备应该在非可燃性气体环境中。

激光器设定需要由术者和技术专家确认。激光应先在压舌器上测试来保证有适当的模式和功能。

眶周皮肤磨削

在激光治疗之前，治疗部位应该用笔标出。下睑皮肤磨削术应包括鱼尾纹。治疗区接近睫毛。

Syneron 公司激光器调至分级模式。如果治疗轻度表浅纹应用"mid"模式较为合理。如果治疗深皱纹或缩紧皮肤，需要"mid"和"deep"的组合"fusion"模式。在激光治疗后区域应用希帕胺（Aquaphor）乳膏。涂抹乳膏前不应移除已经灼烧的组织。

口周磨削

二氧化碳激光磨削眼睑外的区域应用 Syneron 公司激光器。在其区域处理深纹需要"fusion"模式的高能量激光。在口周区域，激光需要跨越唇红区域几毫米并且保护牙齿。一般用单同激光。分级激光少见色素减退。所以治疗区域周边不用激光散射。在此处应用薄层希帕胺乳膏。

术后护理

在术后 1~2 天治疗区域保持干冷，清醒时每小时 15 分钟干燥冰敷。每天涂抹希帕胺乳膏数次。这样治疗直到皮肤完全愈合，一般为 5 天。

术后主要的目的是加速上皮愈合。创伤暴露疗法对大多数患者是适用的，激光治疗后的皮肤完全连续地被希帕胺覆盖。如果创面保持清洁湿润，表皮再生会加快，并发症会减少。

术后数天患者需用止痛药保持感觉舒适，尤其是全面部激光术后。如果治疗区域为局部，例如眶周区域，可应用对乙酰氨基酚。

一般呈现轻到中度的充血。"mid"模式下治疗持续 2 周，"fusion"模式下一般持续数周。在表皮愈合后，可以用化妆掩盖直到红斑消退。绿色妆容可以掩盖红斑。在红斑完全消退前应避免日光照射。红斑持续时外出必须有效防晒。

使用"fusion"模式后至多一半的患者在术后 1~2 个月发生炎症性色素沉着。这种发生风险在深色皮肤中更高。色素的改变一半是暂时的。减轻色素沉着的生活用品包括这些漂白剂：对苯二酚、曲酸、杜鹃花酸，联合或不联合乙醇酸、三氯氨酸面部剥脱治疗。进行这些治疗时应避免引起红疹，以防加重色素沉着。

在愈合期，新生上皮组织对局部的空气和制剂中的变应原非常敏感。即使在表皮愈合后，皮肤还会敏感。需使用低变应原和无气味香皂。

8

神经调质：美容性肉毒毒素

应用历史

很早以前人们就追求完美的皮肤和不老的良药。过去人们会做许多古怪的事来改善其外貌。在公元 15 世纪，法国宫廷路易六世的公主们会食用大量的汤羹，因为他们相信咀嚼会让他们皮肤变皱。在公元 17 世纪，用蛋清涂抹皮肤，形成光滑的壳来隐藏褶皱。

肉毒毒素的首次描述在 19 世纪 20 年代，一名德国小镇的内科医师 Justinus Kerner 对香肠中毒患者进行了临床观察。70 多年后，7 种肉毒毒素蛋白（A~G）被发现，其中 4 种是对人体有害的（A、B、E、F）。在 20 世纪 50 年代，科研人员发现小剂量注射 A 型肉毒毒素可以抑制过度活动的肌肉。在 20 世纪 60 年代，科研人员开始研究肉毒毒素副作用后，A 型肉毒毒素变成所有实验室的首选毒素。FDA 最终批准肉毒毒素用于人体是在 20 世纪 80 年代。其主要批准在面部痉挛中的应用。眼科专家 Alan B. Scott 及其团队在 1977 年首次用肉毒毒素治疗斜视获得成功。他创造了 Oculinum™ 商标。在 20 世纪 90 年代后将药物所有权卖给 Allergan 公司，因此诞生了 Botox。其是 A 型肉毒毒素的商品名，一种纯化的无菌的肉毒杆菌蛋白。

Botox 已经被 FDA 批准用于治疗肌张力异常引起的斜视和眼睑

痉挛，包括 12 岁以上患者的眼睑痉挛和面神经疾病。还用来成功治疗颈部肌张力障碍和偏头痛。美容性 Botox 的使用让其增加了许多不同的临床应用。在 2002 年其获得 FDA 批准暂时性改善患者降眉肌与皱眉肌过度活动引发的眉间纹。

作用机制

皱纹有两种：静态和动态。静态皱纹在面部放松时存在。动态皱纹在面部兴奋时出现。Botox 对改善额部和眶周动态皱纹有益。刚出现的静态皱纹也会减轻，但不能完全消失。肉毒毒素通过屏蔽运动神经末梢和抑制乙酰胆碱释放来阻滞神经肌肉运动。在肌肉内注射后，导致暂时性的肌肉去神经化。

神经调质种类

肉毒毒素的其他剂型也有类似的效果。Myobloc（B 型肉毒毒素；Elan Pharmaceuticals, South San Francisco, CA, USA）用来治疗颈部肌张力异常来减轻头颈部疼痛。此药物对于临床疼痛治疗的患者没有美容作用。Dysport（Medicis Corp Scottsdale, AZ）在 2009 年被 FDA 澄清可以以 3 : 1 比例稀释 Botox。Xeomin(Merz Aesthetics, Greensboro, NC) 没有失活蛋白，形成潜在性抗体的概率较小。对于那些对 Botox 或 Dysport 有抗体效果不良的人，Xeomin 是很好的选择。

剂量

根据 Allergan 公司的治疗手册，Botox 应用 0.9% 生理盐水稀释。小瓶对表面变性较为敏感，所以术者必须谨慎，稀释溶解时不要摇晃瓶子。稀释量由治疗部位决定。高浓度（50~100 U/ml）在理论上局部效果最强而副作用更小。如果注射大量稀释后浓度更低（5~25 U/ml）的溶液，有很大可能药物会在很大区域扩散。这种药物扩散会导致药物作用范围增大，产生副作用（例如上睑下垂）。一旦药物溶解后，Botox 倾向于逐渐丧失其有效性，从 12 小时开始，虽然有些认为稀释后 Botox 的效用会维持到 1 个月。治疗手册建议 Botox 配置后 4 小时内使用。注射浓度和剂量取决于治疗位置。稀释比例取决于治疗部位和需要治疗的肌肉。Botox 为每瓶 50 U或 100 U。一般用 2.5 ml 或 1.25 ml 生理盐水缓慢加注到 100 U 或 50 U 的瓶中，获得 4 U/0.1 ml 的溶液。术者用结核菌素实验用注射器和 30 G 的针头进行所有注射。不要用相同的针进行 Botox 溶解，因为针会变钝，患者更疼痛。在注射前后，用冰袋在治疗部位进行冰敷会有益，因为一些患者会有简短的、轻度的不适和刺痛。可应用局麻药物，但不是必须的。

注射部位

肉毒毒素可以注射到肌肉内、皮下及皮内。大多数表情肌会被神经调质影响（图 8.1）（视频 8.1）。Botox 的最常见美容应用是减轻眉间纹、鱼尾纹和额横纹。Botox 还用来治疗面部不对称、慢性张力性头痛及多汗症。

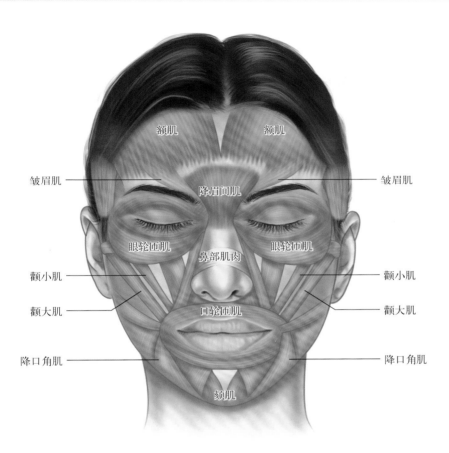

图 8.1　眉间区重要的肌肉

　　注射点的分布见图 8.2。眉间纹注射位于眉头（直接注射到皱眉肌）和眉间（注射到降眉间肌）（图 8.3）。稀释取决于肌肉厚度。男性一般比女性需要更多的剂量。总之，每个点注射 2~5 U。两边注射应该对称以达到外观平衡。对于大多数患者，每点 4 U 共 5 个点（共 20 U）会得到满意的效果。有时注射降眉肌后其高于眉头，导致"Spock"外观，其是系列电影《星际航行》中的人物。对额部解剖应非常熟悉以避免出现这样异样的外观。

当治疗鱼尾纹时，在外眶缘外侧选择 2~3 个注射点 (2~5 U/ 点)。需要患者微笑，并标记外眦褶皱。第一点在外眦褶皱处。第二和第

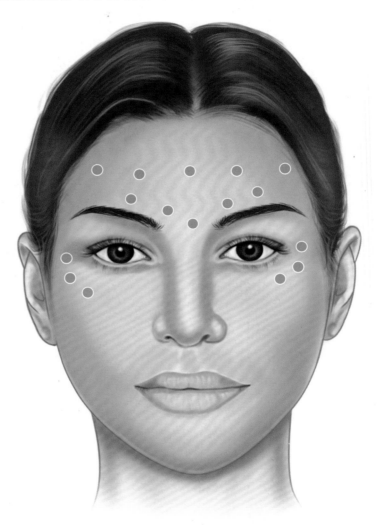

图 8.2　Botox 美容治疗常规区域：额横纹、眉间纹、鱼尾纹

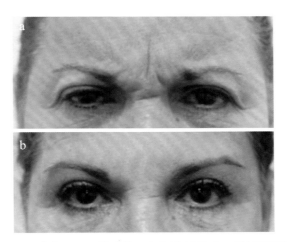

图 8.3 （a）Botox 治疗前；（b）18 U Botox 治疗眉间纹

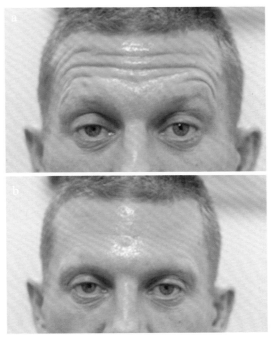

图 8.4 （a）Botox 眉提升前；（b）外侧眼轮匝肌每侧 8 U

三点距第一点上和下 1 cm 处。对于大多数患者来说每侧 8~10 U 会获得满意效果。

额纹的治疗会获得非常满意的结果（图 8.4）。有许多治疗方法，医师必须决定哪种对于患者是最好的。一种方法是在皱纹处或者皱纹上和下注射。这种方法对于少量皱纹或区域较小的皱纹比较适用，例如中央额纹。共 4~6 个点（4 U/ 点，共 16~24 U）会得到较好的结果。

对于弥漫额部皱纹的患者，更整体的治疗较为合适（图 8.5）。一般注射 5 个点，每点 4 U（共 20 U）进行广泛覆盖。每个注射点在眉毛和发际线的中点。内侧两个点在眉头的垂直线上。外侧两个点在外眦的垂直线上。

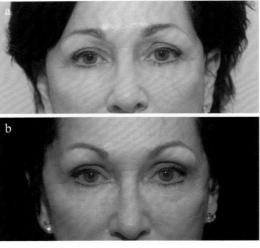

图 8.5 （a）Botox 治疗额纹前；（b）40 U Botox

在治疗剂量下，Botox 最初的作用可以在治疗后 2~3 天开始。最大的减弱作用在 1 周后开始。一般来说，治疗剂量越小，看到效果需要时间越长。患者的美容性效果一般持续 3~5 个月。患者在初次注射后 1~2 周复诊；如果需要额外注射，患者可选择此段时间。

患者每 3~6 个月重复注射。

医师必须知道 Botox 有产生抗体的可能性。对于神经科患者，已经发现大约 1/3 患者会产生抗体。因为治疗剂量低，眼睑痉挛患者很少见治疗失败。有产生抗体的患者治疗剂量都在每次 100 U 以上，初次注射 30 天内进行大量注射，或者注射到循环系统中。对于这些原因，应尽可能给予患者达到治疗目的的最低剂量。高剂量不能有更好或更长时间的效果，并且可能会形成抗体。

其他注射位点为：眉提升，眼轮匝肌的眶外侧纤维，每侧 2~4 U；鼻背纹（鼻肌），在上鼻背注射 2~4 U；露齿笑（提上唇鼻翼肌）：每侧 1~2 U；口周纹（口轮匝肌），在唇红上肌肉收缩区每条线注射 1 U；方颌（咬肌），每侧 15~20 U；下颏纹（颏肌），每个颏带 3~5 U；口角下移（降口角肌），每侧 2 U 直接注射到肌肉；颈横纹（颈阔肌），每点 4~5 U，每次注射不要超过 25~30 U，防止吞咽困难。

禁忌证

Botox 禁用于对辅料过敏的人，包括人类白蛋白、生理盐水以及有肌肉和神经系统疾病的人例如肌无力或肌萎缩、孕妇。氨基苷类抗生素也是禁用的，因为其影响神经肌肉传导，增强 Botox 作用。

并发症

如果没有注射到目标肌肉，Botox 可以扩散导致不良结果。这些副作用可以通过谨慎地注射到目标肌肉而避免，并且应用高浓度肉毒毒素限制其扩散。虽然并发症和相反的效果少见且可逆，但这些必须向患者公开。这些并发症包括上睑下垂、睑外翻、溢泪、角膜炎、复视。注射量应尽量少，以减少上睑下垂的缝线。一些术者认为注射区域在注射后几小时不应该触碰，这样 Botox 可以与其受体结合。患者应保持立位 2~3 小时以减少发生上睑下垂的风险。如果发生上睑下垂，可用 2% 可乐定帮助下垂恢复直到 Botox 代谢完全。肉毒毒素的半数致死量为肌内或静脉注射 1.3~2.1 ng/kg，吸入10~13 ng/kg。

讨论

神经调质的使用已经造成药物治疗领域的变化，尤其是整形手术。肉毒毒素还是一种医疗药物，应尽量多的掌握。对于注射者来说不仅要了解面部解剖和操作，还要有能力根据患者真实的期望做出正确的诊断，包括此药物的益处和并发症。

参考文献

1. Carruthers A, Carruthers J. Aesthetic botulinum A toxin in the mid and local face and neck. Dermatol Surg. 2003;29:468–76.
2. Scott AB. Botulinum toxin injection of eye muscles to correct strabismus. Trans Am Ophthalmol Soc. 1981;79:734–70.
3. Schantz EJ, Johnson EA. Properties and use of botulinum toxin and other microbial neurotoxins in medicine. Micobiol Rev. 1992;56(1):80–99.
4. Myint S. Nonsurgical peri-orbital rejuvenation. New York: Springer; 2014.
5. Torres S, Hamilton M, Sanches E, Starovatova P, Gubanova E, Reshetnikova T. Neutralizing antibodies to botulinum neurotoxin type A in aesthetic medicine: five case reports. Clin Cosmet Investig Dermatol. 2013;7:11–7.

9

软组织填充剂

历史

在面部年轻化中，非手术方法已经成为一种趋势。由于患者需求更少的休息期和快速的恢复，在过去的 5 年这种趋势有所加速。作者刚刚开始抓住未来不仅仅是面部的还有躯体其他部分的无创技术的表面。历史告诉我们，在快速发展的面部填充技术方面，选择应谨慎。完美的填充剂应该是可以足量的矫正容量、安全、生物可降解、非致畸、非致癌、不会造成感染、不需要皮肤测试、完全可逆。从 19 世纪早期的第一个化学填充剂石蜡开始到 19 世纪后期的脂肪移植，完美填充剂的寻找才开始成形。在 20 世纪中期，硅胶的出现改变了整个行业，仅后期因其并发症受到禁止。20 世纪 70 年代后牛胶原成为面部填充的救星。其效果受到认可直到 2006 年 FDA 批准透明质酸填充剂而改变了行业规则，导致了非手术面部年轻化世界的革命。从那时候开始，市场上出现许多不同类型的填充剂，更有许多在等待审批。最近，富血小板血浆（PRP）开始占领市场，不仅仅因为其填充作用，还因为其生长因子和干细胞的改善面部皮肤作用。

填充剂种类

有两大类型填充剂种类：暂时性和永久性。一些常见暂时性填充剂为透明质酸，包括 Juvederm (Allergan, Irvine, CA)、Belotero(Merz Aesthetics, San Mateo, CA) 和 Restylane/Perlane (Medicis Aesthetics, Scottsdale, AZ 等)。羟基磷灰石填充剂包括 Radiesse (Merz Aesthetics, San Mateo, CA)，胶原刺激剂包括 Sculptra (Sanofi Aventis, Bridgewater, NJ)。永久性填充剂没有暂时性填充剂常见，包括聚甲基丙烯酸甲酯，例如 Artefill 和 Artecoll (Suneva Medical, San Diego, CA)。每一个填充剂都有其独特的物理特性，使其针对不同患者有不同的结果。注射医师在选择最适合患者的填充剂前了解不同类型填充剂的独特物理特性是很重要的。

有两项指标预示着填充剂的提升能力：弹性（G）和黏度。G 和黏度显示了填充剂如何在压力情况下保持其形状的能力。高 G 代表更好的塑形和提升能力。低 G 更柔软，更容易在组织中扩散。对于深层部位，由于活动情况和塑形需要，选择高 G 较好。对于泪沟，低 G 可能更适合。另一项填充剂评估指标是其黏度。黏度与填充剂的流动性和分散程度有关。高黏度填充剂可以更好地保持其形状，低黏度填充剂对软组织有更好的顺应性。

透明质酸

透明质酸（HA）是在美国最常用的软组织填充剂。其是结缔组织的主要成分，一种天然的黏多糖。HA 为非动物源性，所以没有免疫反应，这就是为什么患者不需提前进行过敏试验。透明质酸对于皮肤水合作用非常重要，所以缺乏透明质酸会让真皮变薄。增加皮肤褶皱。透明质酸的一大进步是在注射后 12~24 小时可以注射透明质酸酶进行逆转。对于需要容量的区域，例如颊脂垫区域，高 G 和高黏度的产品例如 Juvederm 更有益处。然而，泪沟处，更软的产品例如 Belotero 或 Restylane 更有好处。如果在眼周更加表浅的部位，HA 可以导致丁达尔效应，HA 的分散和流动可以反射蓝光。

仅 Belotero 有网状结合能力，不会产生丁达尔效应。无论使用何种产品，改善泪沟时建议注射于眶骨表面，以避免产生不规则的注射

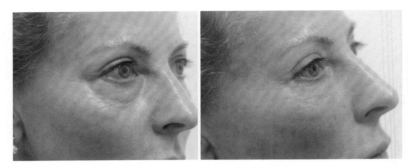

图 9.1　Juvederm Voluma 钝针颊部提升，Belotero 钝针泪沟填充

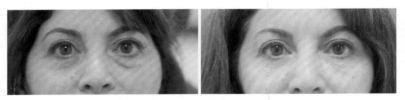

图 9.2　Restylane 钝针泪沟填充

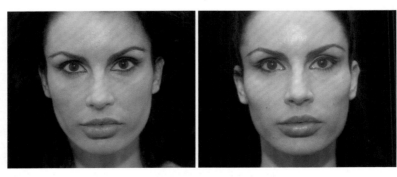

图 9.3　Radiesse 钝针颊部提升

物轮廓（图 9.1~ 图 9.3）。

羟基磷灰石钙

Radiesse 含有羟基磷灰石钙微粒（CaHA），其悬浮在羧甲基纤维素钠凝胶中。对于治疗深皱纹更有效。此产品效果可以持续6~12 个月。FDA 批准其治疗中到重度面部皱纹，以及脂肪代谢障碍。CaHA 可以填充在骨突出部位，例如皮肤较厚患者的颧部。但不建议在泪沟区域填充。

胶原刺激物

左旋聚乳酸（PLLA）例如 Sculptra 是一种刺激胶原生成，进行微小渐进性调整的物质。其在少数人中可发生结节和肉芽肿。此产品主要用全面部容量调整而自体脂肪无法使用的患者。在 3 次治疗后其效果可持续 12~18 个月。

永久性填充剂

聚甲基丙烯酸甲酯（PMMA）是不可吸收的。其微粒由 3.5%的牛胶原蛋白、0.3% 利多卡因、2.7% 磷酸盐缓冲剂和 0.9% 氯化钠溶液组成。其主要矫正鼻唇沟。因为含有牛胶原蛋白，患者需做皮试。此填充剂不像 HA 一样可逆，因此在与患者进行再注射讨论时必须考虑这一点。

注射

填充剂注射钝针取代锐针是一种注射医师用来减少并发症直接看到结果的技术（视频 9.1）。使用钝针可以深部填充避免表面淤青和水肿。钝针还可以让注射医师在软组织下分离选择正确的分离平面。使用钝针替代锐针的一个重要原因是减少注射到血管内的风险，这是灾难性的。钝针比锐针需要更多的注射压力，注射压力会让患者不适。一旦确定注射正确的位置和平面，用钝针前后扇形缓慢注射。这样会帮助药物平铺和沉淀。注射的平面在想要改变的区域和结果方面预知。在眼部和颊部，填充剂应位于肌肉下/骨膜上来获得更好更柔软的外观。

并发症

注射的速度和并发症的多少有直接关系：所以在所有注射中降低速度是很重要的。软组织填充剂的安全性是很高的，但是可以发生并发症。较小的并发症包括疼痛、水肿、红斑。这些并发症一般在一周内无须治疗即可好转。较严重的并发症包括瘢痕、感染、肉芽肿、持续肿块、瘫痪、血管事件、致盲。通过了解解剖和注射材料，可以降低并发症出现概率并且缓解发生后的结局。患者被告知避免服用非甾体抗炎药、阿司匹林、维生素C、欧米伽脂肪酸。在注射后 1~2 晚注射部位应抬高。治疗部位冰敷会减少肿胀和创伤。

如果在 7~10 天后不能通过按摩消减，可以注射透明质酸酶。也可以通过 26 G 针或 11 号刀片移除填充物。

非透明质酸基质的产品常见肉芽肿，例如硅胶、聚左乳酸、聚甲基丙烯酸甲酯。这些产品的微粒很难治疗。透明质酸酶、胶原酶和激素可以帮助治疗肉芽肿。在一些患者中，手术取出是明智的选择。当肉芽肿发生迟发性炎症反应，口服抗生素会有所帮助。血管事件很危险，发生率在 0.05% 左右。在颞窝注射应在骨膜平面避免损伤颞浅动脉。额部注射应在深层避免损伤表浅血管。眉间区域很危险。所有的填充剂必须表浅注射以防眶上和滑车上血管栓塞和坏死。其他危险区域包括鼻唇沟的角动脉与口角的唇动脉。在很少的易感患者中可见疱疹的暴发和局部感染。这些患者应积极快速地给予抗病毒治疗和伤口护理。任何早起的皮肤红紫暗淡必须考虑皮肤坏死直到证明是其他原因所致。这种并发症在所有类型的填充剂中都有报道，发生率为 0.001%。

血管内注射填充剂可能会导致栓塞，有视野缺损或脑血管损伤。这种不利事件产生的机制是注射材料向后推进，通过眉心或鼻唇沟区域的滑车上血管、角动脉、鼻背动脉到达眼动脉或视网膜动脉，导致血管栓塞。患者在注射后视力下降或眼球疼痛应该考虑到这种并发症，除非证明有其他原因。用视网膜动脉造影和脑 MRI 进行眼科评估可以确认。因此，治疗的目标是快速降低眼压让栓子向下游移动。注射前应在血管内回抽放置针。钝的、柔软的针较锋利的针更受欢迎。重要的是，注射物的量要控制，注射的速度应慢，注射物的压力应小。

小结

非手术方法面部年轻化对患者而言可以减少恢复时间，并发症发生率低，从而获得快速恢复。软组织容量的增加改变了医生对于容量缺失的治疗方法。注射医生不仅要细致了解面部解剖结构，还要了解不同类型填充剂的性能和动力学特性。了解它们的特性及注射技术是避免一系列并发症的重要因素。总之，应在注射前咨询中与患者讨论注射填充剂的并发症和危险性。

参考文献 ···

1. Sundaram H, Flynn T, Cassuto D, Lorenc ZP. New and emerging concepts in soft tissue fillers. Dermatol Surg. 2012;11(8 suppl):S12–24. discussion s25.
2. Myint SA. Nonsurgical periorbital rejuvenation. New York: Springer; 2013.
3. Rzany B, Cartier H, Kestemont P, Trevidic P, Sattler G, Kerrouche N, et al. Full face rejuvenation using a range of hyaluronic acid fillers: efficacy, safety, and patient satisfaction over 6 months. Dermatol Surg. 2012;38(7pt2):1153–61.
4. Dyan SH, Arkins JP, Mathison C. Management of impending necrosis associated with soft tissue filler injections. J Drugs Dermatol. 2011;10(9):1007–12.
5. Carruthers JD, Fagien S, Rohrich RJ, Weinkle S, Carruthers A. Blindness caused by cosmetic filler injections: a review of cause and therapy. Plast Reconstr Surg. 2014;134(6):1197–201.